TOUTE HERBE

PORTE SON REMÈDE

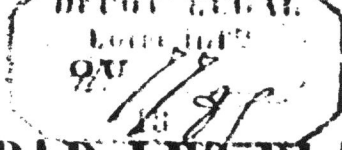

LA SANTÉ PAR LES PLANTES

CAUSERIES

Sur la Médecine usuelle et les Remèdes tirés du Règne Végétal

suivies

D'UN VOCABULAIRE EXPLICATIF

Par T. MONGIS

PREMIÈRE PARTIE. — Les Maladies.
DEUXIÈME PARTIE. — Les plantes médicinales.

NANTES

IMPRIMERIE DE L'OUEST. — BLOCH, LE GARS ET MÉNARD

32 ET 34, RUE DE LA FOSSE, 32 ET 34

1885

TOUTE HERBE PORTE SON REMÈDE

ou

LA SANTÉ PAR LES PLANTES

NANTES. — IMP. BLOCH, LE GARS ET MÉNARD

TOUTE HERBE

PORTE SON REMÈDE

OU

LA SANTÉ PAR LES PLANTES

CAUSERIES

Sur la Médecine usuelle et les Remèdes tirés du Règne Végétal

SUIVIES

D'UN VOCABULAIRE EXPLICATIF

Par T. MONGIS

PREMIÈRE PARTIE. — **Les Maladies.**
DEUXIÈME PARTIE. — **Les plantes médicinales.**

NANTES

IMPRIMERIE DE L'OUEST. — BLOCH, LE GARS ET MÉNARD

32 ET 34, RUE DE LA FOSSE, 32 ET 34

1885

PREMIÈRE PARTIE

LES MALADIES

TOUTE HERBE PORTE SON REMÈDE

ou

LA SANTÉ PAR LES PLANTES

CHAPITRE PREMIER

Causerie avec ceux qui m'accordent leur confiance.

Il m'est revenu de côtés différents, mes bons amis, que vous attendiez mon petit livre avec la plus vive impatience; et, en effet, si l'homme pouvait aussi bien disposer qu'il propose, il y a quelques mois déjà que je serais, par mon modeste ouvrage, en relation directe avec vous. Enfin me voilà prêt, et tout d'abord, si vous le voulez bien, nous allons causer ensemble amicalement pendant quelques minutes.

Vous ririez de moi et avec toutes sortes de raisons, vous qui me connaissez, mes amis, si j'avais la prétention de vous offrir un chef-d'œuvre. Ma seule ambition, passablement orgueilleuse déjà, est de vous apporter un petit livre utile à vous et

aux vôtres, et qui ne blesse aucune légitime suscep-
tibilité.

On dira sans doute (et que ne dit-on pas aujour-
d'hui), on dira : « De quoi va-t-il s'occuper celui-là?
« Est-ce que c'est son affaire, la médecine? Que
« nous chante-t-il avec ses plantes et ses herbes qui
« guérissent? Des remèdes de commères, sans nul
« doute, renouvelés de l'ignorance d'autrefois!
« Qu'il laisse donc faire leur besogne aux médecins
« et aux pharmaciens et qu'il s'occupe des affaires
« qui le regardent! »

D'abord, mes amis, ce n'est pas à ceux qui pensent
et parlent ainsi que je me permets d'adresser mon
modeste volume, c'est à vous, à vous seuls. Cependant je ne voudrais pas vous laisser croire une
minute au sérieux de ces allégations, et en quelques
mots je vais essayer de me justifier; je dis : essayer,
parce qu'on vient toujours échouer contre un parti
pris; même avec les meilleures raisons de réussir.
Ce que j'en vais faire, c'est bien plutôt pour vous
que pour moi.

Il existe un droit naturel à chaque homme ici-bas,
et que personne n'aurait l'outrecuidance de contester,
j'imagine : c'est le droit de se bien porter, quand on
le peut. Voilà une première raison sérieuse que j'ai
de m'occuper de ma propre santé; et, par devoir de
fraternité, j'ai bien aussi le droit, je suppose, de
révéler à mes frères les moyens que j'emploie pour
me bien porter. Cette vérité est si peu discutable que,
dans toutes les écoles aujourd'hui, l'hygiène est
enseignée comme une partie nécessaire de l'ins-
truction des enfants. Si les éducateurs de la jeunesse

ont l'obligation d'appliquer, par la pratique, au profit des intelligences, le vieux proverbe : « *L'âme est plus saine dans un corps plus sain* », comment ceux qui ont la direction morale et religieuse de toute une commune se verraient-ils, par une exclusion déraisonnable et monstrueuse, dépouillés d'un droit que l'on accorde au particulier, pour lui et pour ses frères ; et à l'instituteur, pour les écoliers qu'il instruit.

Voilà donc pour le premier grief : de quoi je vais m'occuper !

Assurément la médecine n'est pas mon affaire ; je n'ai pas subi les examens réglementaires, et ne suis pas muni du diplôme officiel.

Mais, à trois lieues de tout secours médical, un homme s'affaisse au milieu des champs, sur l'instrument de son travail, sous le coup d'une insolation, d'une congestion cérébrale, sous l'atteinte d'une colique néphrétique, etc. ! etc. !

Avant qu'on se soit procuré cheval et voiture pour courir après un médecin, qui peut ne pas être chez lui, cet homme va succomber ; j'ai la chance de savoir quels premiers soins il faut lui donner, pour le soulager et lui permettre d'attendre le docteur : en ce cas, la médecine est-elle mon affaire ? Un enfant, en l'absence de sa mère, s'est empoisonné avec une plante vénéneuse, un remède imprudemment laissé à sa portée, un aliment de mauvaise nature ; que faire ? Il se tord dans d'affreuses souffrances et il va expirer. Par hasard, je connais un contre-poison, je le lui administre, et il est sauvé : la médecine est-elle mon affaire ? Enfin, sans parler des accidents de toute nature qui réclament un prompt secours, et dans lesquels je puis être utile, bien que la médecine ne soit pas mon affaire, voici de pauvres gens qui, pour se délivrer d'une maladie chronique, invétérée, réputée incurable, ont dépensé jusqu'à leurs dernières ressources, en visites de médecin et en remèdes bien chers. Ils ont pris désespérément la résolution de vivre avec leur ennemi, puisqu'ils ne peuvent agir autrement, et, sans faire un aveu qui coûterait à leur légitime fierté, ils donnent congé au médecin qu'ils n'ont plus les moyens de payer. Parmi ces herbes dont je dirai un mot tout à l'heure, j'ai appris en feuilletant certains livres, qu'on en peut cueillir quelques-unes et faire un remède qui guérira ou tout au moins soulagera ces braves gens. Je prends sur moi d'en user et j'ai la bonne fortune, par hasard, de procurer une guérison inattendue: la médecine, encore une fois, est-elle mon affaire?

Mes amis, vous qui savez à quels faits réels je fais allusion, tout ce que je demande à votre amitié, c'est de ne révéler à qui que ce soit les noms de lieux et de personnes. La médecine n'est donc pas mon affaire, c'est convenu; pas plus que ce n'est l'affaire de quelqu'un de couper la corde du pendu qui va passer de vie à trépas, en attendant l'arrivée de la justice. Et voilà pour le deuxième grief émis contre moi.

J'ai pris pour titre général de mes causeries avec vous un proverbe qui a cours dans beaucoup de pays: « *Toute herbe porte son remède !* » Cet axiome de la sagesse des nations comme tout axiome, est peut-être bien un peu absolu; néanmoins, il y a peu de plantes sur la terre à qui le Créateur n'ait donné des propriétés utiles ou curatives; il suffit, pour en être convaincu, de reconnaître cette vérité que Dieu n'a créé rien d'inutile et que toutes les créatures petites ou grandes, animées ou inanimées, ont une mission particulière et bienfaisante à remplir ici-bas. Dans le monde si populeux et si curieux des plantes, les voyageurs et les botanistes ont fait, depuis les époques les plus reculées, tant d'admirables découvertes que je ne crois pas trop m'avancer en vous assurant que l'ancienne médecine ne fut pas trop mal inspirée lorsqu'elle choisit ses remèdes presque exclusivement parmi les plantes. La plupart étaient recommandées d'ailleurs par les médecins les plus fameux de l'antiquité: Dioscoride, Paracelse, Théophraste et Hippocrate.

Depuis plusieurs années, l'art médical a recours à la chimie, qui prépare certains sels et certains minéraux pour la guérison d'une foule de maladies. A ce point de vue encore, les plantes méritent de n'être pas négligées; elles peuvent être considérées comme des laboratoires naturels et en même temps des chimistes intelligents et précieux, qui transforment en suc bienfaisant les sels puisés au sein de la terre, dissous par la rosée du ciel et chauffés aux degrés précis d'une température voulue par le foyer du soleil, sous l'habile réglementation du Créateur.

Et puis, mes amis, votre expérience de chaque jour à la campagne vous a appris depuis longtemps que l'instinct naturel de vos animaux domestiques les conduit aux plantes qui les soulagent et les guérissent dans beaucoup de maladies, lorsque leur organisation physique a subi quelque atteinte en dehors de votre connaissance. Nul doute que les animaux à l'état libre n'aient l'instinct au moins aussi développé que nos animaux domestiques pour la recherche et la découverte des plantes utiles à leur santé. Les faits à apporter à l'appui de cette affirmation seraient trop nombreux et n'entrent pas dans le cadre de cet ouvrage; ce que vous savez par vous même sur ce point, mes amis, me suffit amplement. Je crois qu'il est évident pour vous, comme pour moi, que la guérison par les plantes n'est pas une chimère, que les simples ne sont pas des remèdes de commères, et que ce n'est pas l'ignorance d'autrefois qui vient encore les recommander parmi nous.

D'autre part, je suis bien sûr à l'avance que les honorables docteurs de la Faculté de médecine ne trouveront pas à s'offenser, encore moins à s'inquiéter pour eux et pour les autres, de mon petit livre ; ce serait donner à ce pauvre ouvrage une importance qu'il n'a pas, et de cette crainte orgueilleusement ridicule, je ferais un quasi prospectus pour une plus grande diffusion de mon modeste factum. J'ai vu fréquemment bon nombre de ces messieurs savants et dévoués, dans des temps de funeste épidémie, accepter simplement, comme il était offert, mon concours pour donner aux malades une série de soins nécessaires que la multiplicité de leurs occupations ne leur permettaient pas de donner eux-mêmes et surtout de répéter fréquemment.

D'autres ne dédaignaient pas de me confier la

surveillance de leurs malades et de s'en référer au bulletin de santé que je leur transmettais. Plusieurs me donnaient des avis pour diriger dans tel ou tel sens, suivant les cas, la médication commencée ; bref, je n'ai jamais trouvé parmi ces messieurs que des hommes de haute éducation, d'intelligence et de cœur, incapables, eux, les moissonneurs dans la grande moisson du bien à faire, d'être jaloux du petit glaneur qui ramasse après eux quelques épis laissés dans les sillons.

Vous le voyez, mes amis, les reproches que l'on m'adressait tombent d'eux-mêmes, et nous pouvons présentement entrer en matière sans inquiétude et sans retard.

CHAPITRE II

Quelques Mots sur les Maladies et sur la Médecine.

———

Il est bon que vous sachiez d'abord, mes amis, ce que l'on entend par maladie, et quelles diverses sortes de maladies nécessitent le secours de la médecine. La maladie, je l'appellerai une perturbation, un trouble, qui survient dans le corps ou dans une partie du corps et qui met obstacle à l'accomplissement régulier des fonctions de l'être physique.

Toute maladie présente à celui qui veut l'observer : un début ou commencement, une période de croissance et une terminaison. Quand le trouble ainsi déterminé affecte le corps entier de l'homme, c'est une maladie générale dont tout l'être physique est appelé à subir les phases; quand ce trouble restreint ses effets à une partie circonscrite du corps humain, il s'appelle maladie locale; ainsi dans ce sens, la fièvre typhoïde, qui soumet à son influence désolante le corps humain tout entier, est une maladie générale, et la névralgie faciale qui n'affecte qu'un côté de la figure, par exemple, serait dans le même sens une maladie locale.

Un d'entre vous me demandait un jour la cause des maladies, et sa demande n'était pas dépourvue de sagesse. Qui peut atteindre et détruire la cause, atteint et détruit bien sûrement les effets. Mais, hélas! dans les maladies humaines, il est des causes fatales, que nulle puissance ne peut atteindre ni détruire, comme les influences héréditaires, les mauvaises constitutions, causes matérielles dont il est à peine possible d'adoucir ou de retarder les déplorables effets.

A côté de ces causes, on en trouve d'autres que la prudence humaine pourrait combattre, mais dont elle ne parvient pas toujours, par suite de sa fragilité et de son inconstance, à prévenir les conséquences fâcheuses; ce sont : les influences de saison et de climat, les émanations contagieuses ou les accidents physiques. Il en est d'autres encore contre lesquelles ne peuvent absolument rien, les personnalités si bien douées qu'on les suppose, ce sont les influences sociales. Après avoir pesé longtemps d'une manière funeste sur l'économie physique dans tel ou tel pays, elles tendent, grâce au progrès de l'esprit humain, à rendre meilleure de jour en jour la santé générale par : l'assainissement des marais, l'amélioration des classes et des individus, et une plus juste répartition des biens et des commodités de la vie.

Les impressions morales trop fortes mettent aussi un désarroi dans les santés, et le médecin doit parfois être assez philosophe spiritualiste pour ne pas laisser échapper à son investigation : un violent chagrin, une émotion subite, une ambition déçue, une cupidité insatiable contrariée, qui bien souvent s'emparent de l'être physique par son cerveau, et le jettent dans un trouble complet. Cette maladie, tout évidente qu'elle soit à ses yeux, souvent n'a pas de cause matérielle appréciée, parce que l'une de ces impressions morales en est la cause, la seule vraie, la seule déterminante.

Vous n'êtes pas sans avoir connu autour de vous quelques cas de cette nature; l'humanité est partout la même, fragile et soumise aux conséquences de la fragilité. Vous disiez parfois : « Cette pauvre mère est morte du chagrin d'avoir perdu son fils unique, » et vous aviez raison.

Au rang des causes matérielles très appréciables des maladies, il faut faire entrer la longue série des accidents de toutes sortes qui viennent frapper l'homme à l'improviste : accidents de cheval ou de voiture, naufrage, incendie, blessures de la part des hommes, blessures de la part des animaux, chutes, excès et abus des plaisirs, empoisonnements. Il ne faut pas oublier non plus les parasites qui vivent de l'homme, en lui et sur lui; comme les insectes invisibles qu'on appelle *acarus* et qui sont la cause de certaines maladies cutanées, la gale, etc.; les vers intestinaux, origine de bien des maladies intérieures, dans l'enfance et dans l'âge mûr.

A ce propos, et pour n'y plus revenir, nous dirons : qu'il y a des maladies internes ou intérieures, ce sont celles qui affectent une partie des organes intérieurs du corps, et des maladies extérieures ou externes : celles dont on voit les phases de début, de croissance et de terminaison se succéder dans l'organisme ou dans quelque partie de l'organisme extérieur.

Parmi les maladies internes, sont comprises : les maladies de poitrine, d'estomac, d'intestins et les maladies nerveuses.

Aux maladies externes, se rattachent : les maladies de peau proprement dites, les inflammations cutanées résultant de blessures ou brûlures, les phlegmons, abcès et tumeurs diverses ; enfin, on pourrait comprendre dans cet ordre d'idées, sous le nom de maladies mixtes, les maladies qui portent leurs désordres à l'intérieur et à l'extérieur du corps humain ; comme la variole, la lèpre, les fièvres éruptives, la scarlatine, la rougeole, la suette, l'urticaire et la fièvre milliaire.

Voilà un bien mauvais champ à défricher, mes amis, mais n'ayez crainte, voici la médecine qui est l'art de conserver la santé et de guérir les maladies. La meilleure des choses, assurément, serait de n'être jamais malade ; aussi l'hygiène, première partie de toute médecine sage et sérieuse, prescrit à chacun ce qu'il doit faire pour se préserver des maladies.

Habiter des lieux secs et bien aérés, autant que possible, bien entendu ; éviter les brusques changements de température ; ne pas s'exposer aux courants d'air ; éviter les excès dans le boire et le manger ; se tenir soi, les siens et sa maison dans une grande propreté ; se donner un exercice nécessaire suivant son état et sa profession ; et, enfin, s'accorder, d'après ses ressources, une alimentation saine et fortifiante et un repos modéré, proportionné aux fatigues du jour; voilà quelques règles générales d'hygiène profitables aux familles et aux individus.

Mais sans vous offenser, mes amis, ces règles précieuses, que je n'ai pas la prétention de vous apprendre, mais seulement le désir de vous rappeler, ces observations salutaires, vous en préoccupez-vous? Hélas! j'ai bien peur que non. A la ville, comme à la campagne, les travaux, les plaisirs, les soucis de toute nature prennent les pensées de l'homme, et les dirigent sur un seul point: la réussite, la fortune ou la jouissance.

Les précautions réclamées par l'hygiène sont donc bien souvent oubliées et mises de côté. La preuve en est dans cette foule de maladies qui surgissent au sein des populations, et qui seraient moins fréquentes si beaucoup d'hommes n'étaient pas oublieux et sans souci de leur santé morale ou physique.

Je vous présente encore la médecine, dont le second objet est de guérir les maladies. Pour atteindre ce but, elle indique la mise en usage des remèdes; ce sont des agents pris dans la nature, et propres à combattre le trouble apporté dans le corps humain par la maladie survenue à cause du manque de précaution ou en dépit de toute précaution.

C'est à ce double point de vue, mes bons amis, que je me suis permis, sur votre demande, de vous donner quelques conseils. Je considère que, si je vous voyais prendre un poison dont vous ne connaîtriez pas l'effet pernicieux, mon devoir serait de vous l'arracher de la main et de vous instruire du danger que vous alliez courir; eh bien, le même devoir m'incombe, si je vois que, par imprudence, vous vous exposez à des maladies parfois mortelles, et c'est pour cela que, vous conduisant par la main dans votre jardin, dans vos champs, autour de vos maisons, je vous dirai suivant vos différents états de santé, « voilà l'herbe, la racine, la plante, la fleur, le fruit qu'il vous faut cueillir et apprêter pour être soulagés de vos souffrances en attendant l'arrivée du médecin. »

Voici même, pour vous guérir, comment il faut préparer le remède que Dieu a placé auprès de vous ; voici comment vous reconnaîtrez cette plante parmi les autres, et voici quelles précautions vous prendrez pour que le remède ait un plein succès. J'estime alors que j'aurai rempli non-seulement un devoir de charité, de religion et d'humanité, mais encore un devoir de justice sociale envers vous, mes chers amis.

CHAPITRE III

Soins réclamés par la Première Enfance.

———

J'ai entendu dire à un savant docteur, qui avait fait une étude spéciale des maladies de la première enfance, que ces chers petits êtres n'avaient pas de meilleurs médecins que leurs mères, et que le lait maternel, dans la plupart des cas, devait être leur seul remède, comme il était leur seul aliment. C'est là, mes bons amis, une indication déjà bien utile : gardez-vous de droguer les petits enfants, et à part certaines circonstances, où la nécessité s'impose de faire venir le médecin, laissez la maman guérir elle-même avec les inspirations de sa tendresse, les premières maladies, les premières souffrances de l'enfançon. Toutefois, vous m'en voudriez, si je passais sous silence les précautions à prendre pour que vos enfants puissent se développer sains et robustes, jusqu'à l'époque où leurs sourires et leurs jeux bruyants, viendront apporter la joie au foyer.

Les mesures d'hygiène réclamées pour l'homme fait le sont encore plus rigoureusement pour l'enfant dont les organes n'ont pas acquis la force nécessaire pour compenser l'infériorité des conditions de l'existence. Je demanderai d'abord que l'enfant ait son petit lit à lui, à lui seul, et qu'on ne le fasse pas coucher avec ses petits frères. Cette exigence absolument nécessaire pour la santé du cher petit, ne vous engage pas, mes amis, si pauvres que vous soyez, dans de bien grandes dépenses. Une corbeille renfermant la couchette que vous entretiendrez bien sèche et sans odeur sera placée sur la partie du sol ou du plancher la plus sèche de l'appartement, et élevée de trois ou quatre pieds au-dessus du sol. Prenez bien garde dès le commencement que sur la droite ou sur la gauche du berceau il n'y ait pas une ouverture, fenêtre ou porte. La lumière du jour attirant d'une façon continue le regard de l'enfant, pourrait faire prendre à son œil si tendre une direction opiniâtre, il n'en faut pas davantage pour que les enfants prennent une habitude de loucher, à laquelle il n'est pas toujours bien facile de remédier. La meilleure exposition du berceau serait de le placer de telle sorte que le jour, entrant par la porte ou la fenêtre, vienne frapper directement à la fois les deux yeux de l'enfant : cependant il faut éviter avec le plus grand soin, les courants d'air, soit de la fenêtre, soit de la porte, soit de l'une ou l'autre avec la cheminée. Il n'est pas bon non plus de toujours renfermer, sous prétexte de froid, le petit dormeur, sous des rideaux épais, comme parfois on en a l'usage à la campagne. A moins que les mouches et les insectes de certaines saisons, ne vous obligent à couvrir le cher enfant pour le dérober à leurs tracasseries, laissez arriver à ses frêles poumons le bon air pur qui les fortifiera et les développera. Entre les deux repas les plus copieux de son estomac, que la maman, suivant le temps, l'emmène à la promenade, pour que cet air dont il a besoin soit plus vif que l'air enfermé de la maison, et facilite la digestion.

Surtout ce dont il faut vous défier comme d'un réel danger, mes bons amis, c'est de faire coucher vos enfants avec vous, dans votre lit, sous n'importe quel prétexte que ce soit. L'air qui sort de vos poumons est chargé de miasmes que la chaleur de l'âge mûr, votre aspiration quotidienne, toutes les odeurs bonnes ou mauvaises, vos occupations de toutes sortes, la force de votre alimentation ordinaire, ont accumulés en vous. Une bouffée de cet air vicié, respirée par votre enfant couché avec vous peut, sinon l'asphyxier et l'étouffer, ce dont on a malheureusement beaucoup d'exemples, à tout le moins lui occasionner des maladies, des coliques, des souffrances, dont on cherche ailleurs la cause, et qui sont en toute vérité, une sorte d'empoisonnement dû à notre imprudence.

Voilà ce qu'il me semblait utile de vous dire, mes bons amis, à propos des chères et fragiles espérances de votre richesse et de votre bonheur à venir. Si des maladies comme celles dont nous parlons à la page suivante, venaient effrayer votre cœur de père et de mère, allez consulter un médecin prudent, un père de famille, habitué, par son expérience paternelle autant que médicale, aux épreuves de santé du premier âge. J'aime à croire que vous n'aurez pas souvent besoin de recourir même à lui, jusqu'à l'époque du sevrage de vos enfants, si vous veillez : à ce que la maman qui les nourrit de son lait, prenne dans la mesure de vos ressources, des aliments sains et fortifiants ; à ce qu'elle se prive absolument des crudités et ne fasse pas abus de salaisons, de poissons ou de viandes ; et si vous prenez garde qu'en dehors des soins qu'elle donne au cher enfançon, elle ne se livre à aucune fatigue excessive, à aucun labeur qui compromette la salubrité de son allaitement.

CHAPITRE IV

De quelques Maladies plus particulières à l'Enfance.

Nous atteignons, mes amis, une question palpitante d'intérêt pour vous, les maux qui font souffrir votre chère petite famille.

Carreau. — Une des premières maladies qui viennent frapper les jeunes enfants, se nomme le CARREAU. Elle est due, ou à un vice de constitution, un état scrofuleux chez le petit malade, ou à l'imprudence des nourrices qui ont sevré trop tôt l'enfant, ou à celle des parents qui l'ont nourri d'aliments indigestes. Vous pourrez redouter, mes amis, cette affreuse maladie pour les vôtres, lorsque ces chers petits maigriront à vue d'œil, et que, d'autre part, leur ventre sera tendu, gonflé, dur et ballonné. Presque tous leurs repas leur causeront des indigestions ; ils seront pris de vomissements, et la constipation ou la diarrhée achèveront de vous éclairer sur l'état dangereux de leur'santé. En attendant que le médecin arrive et pour préparer les voies à une médication plus active qu'il indiquera, faites prendre des *bains tièdes,* au cher enfant, soumettez-le à une *diète rigoureuse,* et donnez *en boisson des décoctions de racines de guimauve,* ou des *infusions de feuilles de mauve.* Il y faut aussi joindre quelques légers amers, comme *tisane d'orge* et de *chicorée sauvage* pour servir de dépuratif au sang.

Coliques. — Vous êtes bien fatigués de votre journée, et vous allez demander au sommeil un repos réparateur; tout à coup l'enfant qui dormait dans son berceau est réveillé par des douleurs dont la maman devine le siège, ce sont des COLIQUES atroces qui tourmentent ce pauvre petit. On ne peut s'y tromper, il replie avec des contractions douloureuses, ses petites jambes sur son ventre. Mais si des *conseilleurs* imprudents vous parlaient d'une infusion de pavots, rejetez bien loin de vous ce médicament si dangereux, il pourrait, pour ce petit être, se changer en poison mortel. N'employez pas non plus l'huile d'amandes douces, qui calme pour quelques minutes, et l'instant d'après peut redoubler la violence des coliques, en ajoutant aux premières douleurs, les souffrances de l'indigestion, qu'elle cause à cet estomac d'enfant. Vous soulagerez bien mieux et bien plus tôt le mal, en mettant *sur le ventre du malade une serviette légèrement chauffée,* ou *un léger cataplasme de feuilles de mauve,* ou *de farine de graines de lin,* et en lui faisant *boire un peu d'eau de fleurs d'oranger.*

Convulsions. — Ce ne sont plus seulement les

jambes qui se replient sur le ventre, ce sont tous les membres qui s'agitent et se contractent douloureusement, la bouche qui se tord dans une grimace effrayante, les yeux qui se bouleversent et ne laissent voir que le blanc. De jour, de nuit, le corps du pauvre petit est brusquement soulevé par des soubresauts, et cette agitation est suivie d'un abattement qui ressemble à celui de l'agonie. Nous sommes en présence d'un des fléaux les plus redoutables pour l'enfance : les CONVULSIONS! On attribue généralement une double cause à cette cruelle épreuve des pauvres mères. La révolution qui tourmente l'organisme entier du petit malade, est due à la présence de certains vers dans les intestins ou au travail douloureux des dents qui veulent se donner jour à travers la gencive. Il ne faut pas en ces occasions perdre le temps à se demander la cause d'un mal qui fait sous les yeux de rapides progrès; le plus pressé est d'empêcher le retour de ces attaques subites qui peuvent emporter l'enfant. Dès qu'il y a la moindre apparence, le moindre soupçon, même, d'une convulsion, il faut faire prendre de dix minutes en dix minutes au malade : *une cuillerée à café d'huile d'olive battue avec quantité égale de jus de citron.* Pendant l'accès, placer des *compresses d'eau froide sur la tête* du cher petit, puis lui donner des *bains tièdes,* lui appliquer des *cataplasmes de farine de graines de lin saupoudrés de farine de moutarde, aux cuisses* et *aux mollets,* changer immédiatement son régime, lui faire prendre au grand air un peu de promenade et d'exercice, et lui donner comme boissons de *légères infusions de tilleul, de mélisse et de fleurs d'oranger.* Enfin, pour plus de sûreté et afin de prévenir le retour des convulsions, il faut demander le médecin aussitôt que possible.

Coqueluche. — Parfois, durant des semaines et même des mois entiers, vous êtes bien inquiets et bien tourmentés au logis par le fait d'une toux opiniâtre et violente qui secoue la poitrine de vos chers enfants. C'est une maladie à laquelle ils peuvent être sujets depuis leur naissance, jusqu'à leur seconde dentition. Les accès ou quintes de toux reviennent avec contraction des muscles et des nerfs à des intervalles plus ou moins rapprochés.

La toux est plus fréquente, la nuit, le matin et le soir que pendant la journée; elle est précédée d'un chatouillement incommode dans la gorge de l'enfant et accompagnée d'une pénible anxiété. La mère de famille devra toujours être munie à la maison, d'un peu de *sirop d'Ipéca* pour les cas analogues qui réclament un léger vomitif, afin de dégager la poitrine et l'estomac de l'enfant. Dans le cas de COQUELUCHE qui nous occupe présentement, il ne faut pas craindre d'administrer fréquemment une *cuillerée à café* de ce vomitif, s'il est nécessaire, dès le début de la maladie, jusqu'à deux fois par jour; et de faire boire à l'enfant une *tisane chaude de café noir léger.* On se trouvera très bien aussi du remède suivant, qui pour vous est bien facile à faire mes bons amis. Dans votre jardin, vous irez cueillir quatre de vos plus beaux *poireaux,* vous les ferez bouillir dans trois litres d'eau, jusqu'à ce qu'il n'y ait plus que moitié du liquide, vous le passerez avec précaution après avoir exprimé le jus des poireaux, et vous le ferez recuire en ajoutant trente grammes de gomme, et soixante de sucre. Quand le *sirop* sera lié, vous attendrez qu'il refroidisse pour en donner aussitôt les quintes de toux, la nuit et le jour, *une cuillerée à café* ou *une cuillerée à bouche* suivant l'âge du malade.

Une petite cuillerée jusqu'à quatre ans, une grande à partir de cet âge. Il faut prendre aussi toutes les précautions nécessaires pour que vos chers enfants ne s'enrhument pas pendant leur coqueluche, ce serait une complication très grave ajoutée à la maladie.

Croup. — La plus rapide, et en même temps la plus perfide des épidémies qui viennent mettre le deuil dans vos demeures et déciment vos enfants, c'est certainement, mes chers amis, le CROUP, l'horrible croup, dont la marche est, pour ainsi dire, souterraine et capricieuse, et dont l'issue est fatale dans plus de la moitié des cas. C'est une inflammation du larynx due à la formation d'une fausse membrane qui tapisse l'arrière bouche et la gorge, et interceptant l'air nécessaire à la respiration, amène promptement la mort du malade par suffocation avec toutes les angoisses de la strangulation.

Pères et mères de famille, quand vous entendrez parler de maux de gorge autour de vous, soyez sur vos gardes, l'ennemi de vos enfants peut n'être pas éloigné. Si un rhume de cerveau ou un rhume de poitrine, amène chez eux un abattement qui ne leur est pas ordinaire et qui a lieu de vous surprendre, n'attendez pas, courez au devant du mal, c'est le croup qui s'avance à pas de loup pour dévorer la chère créature.

Si le petit garçon ou la petite fille sont tourmentés par la fièvre, si votre doigt trouve le pouls de leur petit bras dur et fréquent, si vous sentez une chaleur inaccoutumée en touchant la peau de leur corps ordinairement si douce et si fraîche, inquiétez-vous encore, c'est le croup qui cherche une victime. Et même, souvent au milieu de la nuit, vous êtes réveillés par une toux mêlée d'enrouement qui s'échappe de la poitrine tourmentée de cet enfant, endormi hier sur vos bras, bien portant et joyeux. Cette toux rauque, rappelle le chant du coq et le petit malade réveillé en sursaut se débat aux prises avec une suffocation imminente. Levez-vous vite, parents infortunés; qu'un voisin se hâte d'aller au plus près, et en toute hâte chercher le médecin. Et vous, penchés avec angoisse sur ce petit visage qui passe subitement sous vos yeux d'une rougeur enflammée à une pâleur mortelle, ne perdez pas une minute à vous désoler. Agissez avec rapidité. Les moindres instants sont précieux, le croup, lui, marche toujours, si on ne l'arrête pas avant que le médecin arrive. Que le père *fasse vomir* le petit malade, et que la mère lui *applique aux jambes et aux pieds des synapismes* ou *cataplasmes de farine de graines de moutarde.* Pour provoquer les vomissements, un *grain d'émétique* dans une cuillerée de tilleul; des *cuillerées d'ipéca,* à renouveler jusqu'à résultat obtenu plusieurs fois; et, à défaut de ces moyens, si la mère en est dépourvue: *des cuil-*

lerées à café de décoction de feuilles de fusain, ou de *feuilles de houx romitif*, vulgairement *apalachine ;* ou de *racines de Pariselle,* ou de *semences de la Renouée des oiseaux,* vulgairement *achée* ou *traînasse,* ou de *racines de sanguinaire du Canada,* suivant le pays et les saisons. En un mot, il faut tout mettre en usage pour que l'enfant *vomisse* en attendant l'arrivée du médecin, et plusieurs fois s'il est possible. Quand ces précautions prises, on aura éloigné de la chambre du malade et même de la maison tous les enfants à cause de la contagion, on aura facilité à l'homme de la science les voies de guérison, en ne retardant pas, grâce à toutes ces mesures de première nécessité sa médication énergique. Et pour n'avoir pas négligé ces précautions importantes, vous aurez, mes bons amis, une large part dans la guérison et le salut de vos chers enfants.

Dentition. — Nous avons eu plusieurs fois déjà l'occasion de parler de la dentition des enfants, qui est, pour beaucoup d'entre eux, une époque douloureuse et dangereuse à la fois, par suite de certains accidents qui l'accompagnent : diarrhées, vomissements, constipations et convulsions.

Le plus sage conseil à donner aux parents sur ce sujet, c'est de favoriser l'éruption des dents, de *frictionner* souvent les *gencives avec une décoction de têtes de pavots* et *de racines de guimauve :* et au besoin, si la sortie des dents tardait trop, recourir à l'ouverture des gencives par les soins d'un médecin connu, avant que de graves désordres ne compromettent la santé et même la vie de leurs enfants.

Vers intestinaux. — Bien qu'en aient voulu dire certains praticiens, il est évident aujourd'hui pour la plupart, que les VERS INTESTINAUX sont la cause de beaucoup de troubles dans la santé des enfants et des hommes, provoquent chez les premiers surtout, des coliques opiniâtres, accompagnées de diarrhées, et déterminent même les funestes convulsions, dont il est parlé plus haut.

Les LOMBRICS, qui causent ces coliques, sont de gros vers rouges semblables aux vers de terre, et se tiennent communément dans les intestins.

D'autres petits vers blancs, gros et longs comme une épingle, appelés OXYURES, ont fixé leur résidence au bas du gros intestin, aux environs de l'anus; là, ils développent une démangeaison si pénible, que les enfants obligés de se frictionner pour faire cesser ce supplice, pourraient bien à la longue prendre à cette occasion de déplorables habitudes.

Enfin, les enfants éprouvent parfois des nausées, des vertiges, des indigestions dont on ignore la cause, et qui souvent sont dus à la présence du *tænia*, vers en forme de ruban applati, blanc, renflé à chaque centimètre; c'est-à-dire à chaque anneau, et dont on ne peut constater la présence dans le corps humain, que par le rejet de morceaux ou tronçons plus ou moins considérables au milieu des excréments.

Mes amis, lorsque vous verrez les yeux de vos enfants cernés d'un cercle noir ou gris bleuâtre, lorsqu'ils éprouveront de fortes démangeaisons, surtout aux narines, et que vous vous en apercevrez, ce sera pour vous la preuve évidente qu'ils sont travaillés et tourmentés par les vers. Alors, contre le *tœnia* vous leur ferez manger à jeun, chaque matin, pendant quinze jours, trente grammes de *gâteau de semences de courge séchées au soleil, pulvérisées et pétries avec du miel :* ou encore, vous leur ferez prendre, toujours à jeun, une infusion de *semen-contra ;* s'ils prennent des *pastilles de santonine,* de dix-huit mois à six ans, ils n'en prendront pas plus de quatre, et encore avec une intervalle de quatre heures entre chaque pastille.

Contre les *lombrics,* en même temps que ces derniers remèdes, vous ferez un *cataplasme* d'une poignée *de feuilles d'absinthe, et de trois gousses d'ail bouillies dans du lait,* et ce cataplasme vous le placerez *sur le nombril* de l'enfant, en l'assujettissant de votre mieux; et, pour le débarrasser des *oxyures* qui le tourmentent et l'importunent, vous lui donnerez de *petits lavements froids,* composés d'une *infusion de sommités ou fleurs d'absinthe, et d'une petite cuillerée à café de glycérine.* Les vers ne résistent presque jamais à ce dernier traitement.

Voilà, mes bons amis, les points qui m'ont semblé les plus nécessaires à étudier, en ce qui concerne les maladies chez les enfants de notre pays. Hélas, ce n'est pas là tout leur lot de souffrances, et ils partagent avec les grandes personnes, encore bon nombre de maladies et de douleurs. Mais en nous occupant de cette nouvelle série de misères, nous donnerons pour les soins à apporter et les remèdes à employer, des conseils à toutes les victimes à la fois, et tâcherons de nous rendre utiles aux petits enfants, aussi bien qu'aux grandes personnes.

CHAPITRE V

Choléra et Cholérine. — Ne vous effrayez pas trop, mes amis, si je commence le présent entretien par un mot qui sème l'épouvante, le mot terrifiant de CHOLÉRA. Les ravages que ce terrible fléau a exercés en France et dans les pays voisins, cette année même, me font un devoir de ne pas hésiter à vous donner quelques avis, qui pourraient vous être utiles, le cas échéant.

D'abord, une grande force, un grand préservatif contre le choléra, de même que, contre presque toutes les épidémies contagieuses, c'est de n'en avoir pas peur. La chose est bien difficile, direz-vous, d'accord; toutefois, mes amis, elle n'est pas impossible; vous savez bien qu'on peut guérir du choléra comme de beaucoup d'autres maladies, et puis, la peur qui grossit les objets, range parfois, parmi les cas de choléra, de simples cas de cholérine.

Vous dites que ce fléau fait de nombreuses victimes, et vous excusez par là, votre frayeur. Eh bien ! un grand observateur, qui appartient à la science médicale, a établi par des calculs certains que, l'abus des alcools en France, faisait beaucoup plus de victimes dans l'année que chaque invasion cholérique par ses redoutables ravages, et sans vous offenser, vous n'avez pas peur de l'eau-de-vie. Par conséquent, la première précaution en temps de choléra, c'est de ne pas se laisser entraîner par la panique générale, et d'examiner de sang-froid les mesures sanitaires à prendre, pour soi et pour les siens. Quand il sera question donc, de choléra ou de cholérine, surtout pendant les chaleurs de l'été, mes bons amis, ne vous épouvantez pas et ne changez rien à votre régime de vie ordinaire.

S'il y a de quelque côté abus ou excès, corrigez ces abus, modérez ces excès. Mais demeurez sur vos gardes : les vomissements nombreux, les selles répétées, se produisant après des crampes d'estomac et des coliques douloureuses, peuvent faire craindre l'invasion de la maladie à la mode. C'est le terme reçu par beaucoup de gens. Dès le début des souffrances de cette nature, il faut *se priver : de boire trop froid, de manger des fruits verts ou acides ; se mettre aux boissons toniques, boire en petites quantités,* du *thé,* de *l'eau mélangée de rhum* ou *d'eau-de-vie ;* rappeler par des *frictions sèches aromatiques, feuilles d'absinthe,* de *menthe poivrée,* ou de *camphre en poudre,* la chaleur aux extrémités, et placer *sur le ventre* un *lainage bien chaud,* fréquemment renouvelé. Si au bout de quelques heures, la diarrhée et les souffrances ne cédaient pas à ces soins préliminaires ; c'est au médecin qu'il faudrait avoir recours.

Fièvres. — Une tyrannie bien insupportable pour vous, mes bons amis, c'est la tyrannie *de la fièvre*, quand elle commence à s'installer dans vos demeures et s'acharne sur un des membres de la famille. La FIÈVRE est un état maladif caractérisé par une vive et appréciable accélération du pouls, et en même temps, par une augmentation de la chaleur animale qui est très sensible pour le malade en état de fièvre. Lorsque la fièvre accompagne une inflammation intérieure ou extérieure, en détruisant la cause on détruit l'effet, c'est-à-dire. qu'en traitant et guérissant l'inflammation on guérit aussi cette fièvre. Il existe d'autres fièvres différenciées par leur caractère bien distinct, et dont la gravité réclame, dès le début, la présence du médecin, de peur qu'une erreur préjudiciable et regrettable à tous égards, ne vienne ajouter une complication funeste aux dangers si redoutables de ces maladies. Ces fièvres spéciales sont, pour notre pays, la *fièvre muqueuse* et la *fièvre typhoïde*, dont les symptômes ou débuts sont ressemblants : un accablement profond, un mal de tête suivi de saignements de nez, la langue sale et l'appétit nul.

Parfois, sous une influence épidémique, assez rare, nous pouvons être sujets : à la *fièvre jaune*, à la *fièvre pernicieuse*, dans certaines contrées humides arrosées par des cours d'eau ; à la *fièvre charbonneuse* et à la *fièvre paludéenne* ; toutes, maladies épidémiques ou contagieuses, qui demandent des traitements particuliers, dont les médecins seuls ont la libre disposition. Enfin, nous connaissons les *fièvres avec éruption,* comme la *fièvre scarlatine,* qui s'annonce par un mal de gorge, avec coloration très foncée dans la gorge, et qui demande, dès ses débuts, que le malade soit légèrement couvert et entretenu dans une douce chaleur.

En dehors de toutes ces maladies, il existe les *fièvres d'accès* ou *fièvres intermittentes.* Ainsi la *fièvre tierce,* qui a son accès tous les deux jours, et la *fièvre quarte,* qui a le sien tous les trois jours. On reconnaît la présence de la fièvre à la fréquence du pouls, la chaleur et la sécheresse de la peau, au tremblement qui agite le malade, et à la sensation du froid qu'il éprouve en même temps qu'il perçoit une augmentation de chaleur.

Tout accès de fièvre a trois temps bien distincts. Le premier s'accuse par un refroidissement général, des baillements, des étirements, la chair de poule et une pâleur générale; le second est marqué par la chaleur, l'agitation, une soif fréquente, l'anxiété, le développement du pouls et la teinte rosée de la peau; le troisième, enfin, a son caractère particulier, dans une sueur qui, parfois, s'exhale en vapeur, et, parfois, ruisselle en grande abondance. Quand un malade a subi ces trois états différents et successifs, on dit qu'il vient d'avoir un accès de fièvre.

.Les fièvres règnent surtout au printemps et à l'automne; mais celles de l'automne sont plus difficiles à guérir et elles ajoutent à leur tenacité et leur opiniâtreté, un réel danger de se prolonger jusqu'au printemps suivant. Voici, mes bons amis, les différents soins que vous apporterez, et les différents remèdes que vous emploierez pour vous débarrasser de ces fièvres qui épuisent vos forces et affaiblissent votre tempérament.

Pendant la première phase de l'accès, la sensation de froid éprouvée par le malade, il faut, par des *boissons aromatiques,* développer la chaleur : des *infusions chaudes de thé,* de *menthe,* de *sauge,* de *tilleul* ou de *camomille.* Pendant la période de chaleur, entretenir doucement cette chaleur, donner, pour calmer la soif, un peu de *limonade,* et mettre aux jambes et aux pieds des *cataplasmes sinapisés,* pour prévenir une congestion cérébrale. Pendant la période de sueur, administrer des *boissons tièdes aromatiques* et *quelques cuillerées de vin,* s'il y a abattement.

Enfin, après l'accès, recourir aux fébrifuges suivants, à défaut de sulfate de quinine : Une *décoction d'écorce de marronnier d'Inde,* 15 grammes dans 500 grammes d'eau ; *d'écorce d'aune,* à la même proportion ; *d'écorce de jeunes branches de saule,* 48 grammes dans un kilogramme d'eau ; de la *racine de Benoîte,* 16 grammes dans 500 grammes d'eau ; une *infusion de feuilles de houx commun* ou de *fleurs d'arnica,* 8 grammes dans 500 grammes d'eau.

Contre la *fièvre quarte,* il faut prendre à jeun, le matin, un *verre de vin blanc,* dans lequel on aura fait bouillir 8 grammes de *graines de Panais.*

Contre les *fièvres opiniâtres,* même depuis vingt ans, il faut prendre, 32 grammes de *Quinquina jaune en poudre* pétri, avec 32 grammes de *miel rosat.*

Pour en finir avec ce sujet, je vous donne, mes chers amis, la recette d'une tisane, bonne pour couper toutes sortes de fièvres instantanément. Il faut faire bouillir dans un litre d'eau, une poignée de *mille feuilles,* de *chicorée sauvage*, deux petits paquets de *centaurée* et 4 grammes de *cristal minéral*. On prend de cette tisane, jusqu'à quatre verres par jour.

La Jaunisse ou ICTÈRE, est une maladie caractérisée par une coloration en jaune de la peau, de la conjonctive et des urines : les matières fécales sont grises, le ventre gonflé, et on éprouve une douleur dans la région du foie. La cause de cette maladie, règne dans quelque obstacle au libre cours de la bile.

Pour rétablir le cours de cette humeur, il faut boire des décoctions de *racines d'asperges,* de *fraisiers,* ou de *queues de cerises,* ou de *pariétaires,* et l'on use des *boissons acidulées.*

Un remède qui produit de sérieux effets, consiste à faire infuser dans un verre d'eau une forte pincée de *mélisse,* et y délayer un *jaune d'œuf.* On prend ce remède deux heures avant le déjeuner; et le soir un verre semblable, deux heures après le souper. On se soumet à la *diète blanche,* c'est-à-dire au laitage, aux œufs, aux viandes blanches, et l'on se donne beaucoup d'exercice. Il faut continuer ce traitement, jusqu'à la guérison qui ne tarde pas, et que l'on rend plus prompte par l'emploi de la *tisane de carotte* entre les repas.

Rougeole. — D'après son nom même la ROU-

GEOLE, qui saisit indifféremment les enfants et les grandes personnes, est une maladie caractérisée par une légère inflammation de la peau accompagnée de fièvre. Elle s'annonce par une très grosse toux, avec larmoiement et enchifrènement. De petites taches rouges, comme des piqûres de puce, un peu plus élevées, et disséminées sur la peau, qui garde dans les intervalles sa couleur naturelle, apparaissent du troisième au cinquième jour de la fièvre, sur la figure, le cou, la poitrine et l'estomac, puis, aux membres inférieurs. Elles dessèchent, se lèvent en écailles, et disparaissent dans le même ordre qu'elles ont apparu. Dès que vos enfants seront atteints de la ROUGEOLE, veillez surtout à ce qu'ils ne prennent pas de refroidissement. La même recommandation est aussi formelle pour les adultes, qui courent encore plus de danger que les enfants, surtout, quand une inflammation des bronches vient s'ajouter à leur fièvre. Pour amener une heureuse terminaison de cette maladie, il faut imposer aux malades une *diète sévère*, et leur donner à boire des *infusions tiédes de bourrache*, de *fleurs pectorales miellées*, et du *tilleul sucré*, dans lequel on aura délayé de la *gomme arabique*. Si l'éruption paraissait vouloir s'arrêter brusquement, il faut la favoriser par des *cataplasmes* et des *bains sinapisés*, et prévenir par des *laxatifs*, les inconvénients qui résulteraient de la constipation.

Typhus. — Quand un violent accès de fièvre continue est accompagné chez le malade d'une véritable stupeur qui le fait paraître ivre, quand le

quatrième jour de cette fièvre apparaissent, pour
disparaître le dixième, de petites taches peu appa-
rentes, rosées, livides ou rouges, arrondies, peu
élevées et disséminées particulièrement à la surface
du tronc; quand surviennent à la suite, des accidents
nerveux, des soubresauts, des tremblements, le
gonflement des glandes au dessous des oreilles, du
délire, de la surdité, puis une prostration complète,
vous vous trouvez en présence du TYPHUS. Neuf
fois sur dix, ou le malade atteint vient de subir avant
d'être frappé par la maladie, des fatigues excessives,
des épreuves morales écrasantes, ou vous le rencon-
trez dans un rassemblement considérable d'hommes,
et dans ce dernier cas, il faut combattre par avance,
avec énergie, les effets désastreux de la frayeur, qui
fait plus de victimes encore que la contagion.

Les natures courageuses sont rarement atteintes,
ou même atteintes, succombent encore plus rarement.
Au lieu donc, dans de semblables cas, de vous laisser
gagner par la panique, faites boire au malade des
boissons acidulées rafraîchissantes, et, très fréquemment, toutes les demi-heures au moins, une
cuillerée de *vin naturel* et *généreux.*

Variole. — Vous reconnaîtrez en temps d'épidémie
la VARIOLE, la hideuse et répugnante éruption, à
une fièvre de quelques jours, accompagnée de violents
maux de tête continuels, de vertiges, de nausées et de
très grandes douleurs dans les reins : vous couvrirez
bien chaudement le malade, et ne lui donnerez ni
aliment ni boisson, jusqu'à la prompte arrivée du
médecin.

CHAPITRE VI

Maladies qui affectent la poitrine et les voies respiratoires

---

On appelle voies respiratoires, mes bons amis, les conduits et les vaisseaux destinés par la nature à porter à nos poitrines l'air nécessaire à notre existence; ainsi les narines, la bouche par lesquelles vous respirez, sont les premières voies respiratoires, parce qu'elles donnent accès à l'air extérieur qui pénètre dans vos poumons. Tout obstacle qui empêchera l'air de circuler librement dans votre poitrine, et d'y arriver aussi librement, sera causé par une maladie de la poitrine elle-même, ou des conduits qui la mettent en communication avec l'air extérieur. C'est l'objet, mes bons amis, de notre causerie présente.

Angine. — Le *croup*, dont nous avons parlé à propos des petits enfants, peut attaquer les grandes personnes, avec plus ou moins de gravité. La maladie plus connue sous le nom d'ANGINE, commence par une inflammation de l'arrière-bouche ou larynx;

une fausse membrane, à laquelle on donne improprement le nom de couenne, (d'où l'appellation d'angine couenneuse), tapisse d'une épaisse couche grise ou jaune sale, le voile du palais et le fond de la bouche.

La gravité de cette affection commande rigoureusement, comme pour le croup des enfants, la rapide intervention du médecin. Un retard de vingt-quatre heures pourrait-être fatal au malade, et l'on conseille l'application des *sinapismes* aux jambes, en attendant le médecin.

Asthme. — Cette maladie est plus commune qu'on ne le croit généralement à la campagne, elle s'invétère et s'accroît souvent, parce que ses commencements, au moins pour l'ordinaire, ne sont pas très douloureux, et que l'on n'y fait pas grande attention. Ceux qui sont très facilement essoufflés par la marche, ou tout autre genre de fatigue, ont un commencement d'ASTHME. Il faut s'occuper de combattre cette maladie, dès qu'on en ressent les premières atteintes. Elle est caractérisée surtout par une respiration difficile, des étouffements. La nuit, on est réveillé brusquement, par un sentiment d'oppression; on ne peut supporter la position horizontale. Les premières mesures à prendre, sont de donner libre accès à l'air, dans l'appartement, d'appliquer des *sinapismes* aux jambes et aux pieds, de faire plonger les mains dans de l'eau très chaude, et de donner à boire des *infusions de tilleul,* de *menthe,* de *sauge,* de *mélisse,* de *fleurs d'oranger,* ou dans un demi-verre d'eau sucrée, cinq ou six gouttes *d'eau de laurier-cerise.*

Bronchite. — Lorsque cette maladie, qui consiste dans l'inflammation de la membrane muqueuse des bronches, et qui est causée par l'impression du froid, n'offre pas de caractères inquiétants, on la connaît communément sons le nom de rhume. Le cours de la BRONCHITE intense, suit la marche que voici : d'abord le malade éprouve de vives chaleurs à la poitrine, sa toux est sèche et fréquente, l'oppression est forte, les crachats sont ordinaires, la peau est sèche, le pouls dur. Ensuite, la peau devient humide, et les crachats plus épais ; enfin, le malade n'éprouve plus de chaleur à la poitrine, ni de difficulté de respirer, les crachats sont opaques, même puriformes, et la fièvre disparaît. Les premiers soins à donner consistent, dans des *boissons chaudes,* une *infusion de violettes*, par exemple, ou de *bouillon blanc*. On a beaucoup vanté aussi la tisane suivante : faire bouillir une *tête de pavot* dans un litre d'eau, et verser cette décoction bouillante sur quelques *fleurs de véronique* et de *coquelicots*. Avec la *tisane de bourrache* (infusion de 4 à 8 grammes des fleurs dans un litre d'eau), on procure une transpiration qu'il faut surveiller avec soin. Si la maladie semble plus intense, on soumet le malade à la diète presque complète, et on lui donne comme boisson, une *décoction* de *racines de guimauve, acidulée* avec un peu de *jus de citron.* Quand arrive la troisième semaine, on donne des infusions d'*hysope,* ou de *lierre terrestre.* Mais, tout en soignant de cette manière et pour l'intérieur le pauvre enrhumé, il faut attirer l'irritation à l'extérieur, et lui appliquer sur la poitrine, pour la faire rougir, soit un léger *cataplasme* de *farine* de *graines de lin, légèrement saupoudré de farine de moutarde,* soit un *cataplasme d'oignons crus et pilés.*

Coryza. — Cette indisposition, que vous connaissez sous le nom de RHUME DE CERVEAU, guérit ordinairement d'elle-même, après une durée de quatre à huit jours, si l'on évite l'impression du froid. C'est une inflammation plus ou moins légère de la membrane, qui tapisse le fond des narines et l'entrée du cerveau. On peut s'en débarrasser plus promptement, en prenant des *bains de pieds très-chauds,* et en aspirant par le nez des *vapeurs d'eau de mauve,* de *guimauve* ou de *graine de lin.*

Gorge (mal de). — Parfois, avec cette indisposition du *coryza,* avant ou après, l'impression du froid amène une légère inflammation à la gorge. Pour empêcher le mal de s'aggraver, il est bon de prendre, par jour, trois ou quatre *gargarismes,* avec une décoction de *pousses* de *ronce,* mêlée d'un peu de *jus de citron,* dont on peut avaler quelques gorgées sans inconvénient.

Grippe. — Une maladie épidémique, dont les caractères participent à toutes les indispositions précédentes, sévit parfois sur une grande étendue de pays. Le mal saisit subitement; c'est une forte fièvre avec courbature générale et extrême, la tête et la gorge sont prises, la bouche est amère, la toux fréquente et pénible, un serrement douloureux étreint la poitrine, et à ne considérer que les gênes de la respiration, on ne croirait pas à de si vives souffrances. Le traitement de cette maladie, parfois dangereuse pour les vieillards, consiste à combattre la fièvre, et à provoquer des sueurs salutaires. L'usage des *infusions de bourrache*, de *fleurs de sureau*, de *fleurs d'arnica*, et de *feuilles de houx* est donc tout indiqué. Au bout de quelques jours, un traitement amène la guérison. Cependant si le malade venait à expectorer des crachats de couleur rouge ou jaune foncé, on se trouverait en présence d'un cas particulier qui réclame nécessairement l'appel du médecin, et cela sans retard.

Laryngite. — La LARYNGITE est une inflammation du larynx ou arrière-gorge, qui peut être plus ou moins grave, mais qui, même dans les cas les plus bénins, ne doit pas être négligée. Elle présente un grand nombre de variétés, depuis le simple enrouement, jusqu'à la plus intense inflammation. Pour les cas ordinaires, soir et matin, il faut prendre une tasse de la *décoction* suivante : cinquante grammes d'*amandes sèches, écrasées et pilées avec leur coque,* dans un litre d'eau réduit de moitié par la cuisson, ou dans les mêmes conditions de décoction, un *blanc de poireau,* dans cinq cents grammes d'eau ; les deux tisanes doivent être édulcorées autant que possible avec du *miel.* Si la maladie présentait quelque côté sérieux, il faut faire aspirer des *vapeurs de goudron,* donner des *décoctions* de *feuilles de mauve* ou de *racines de guimauve,* soumettre le malade à un régime adoucissant, au silence le plus absolu, si même on n'a pas recours aux vésicatoires volants que le médecin, seul, peut et doit ordonner.

Toux. — Des rhumes longtemps négligés, des catarrhes opiniâtres, une irritation chronique amènent avec eux des toux invétérées, rebelles à presque tous les soins, et qui brisent en même temps la poitrine de ceux qui y sont sujets et les oreilles de ceux qui les entendent. On leur donne, de guerre lasse, le nom de vieilles toux, et on s'en tient là. Il faut faire mieux, puisque vous le pouvez mes bons amis. Écrasez de la *pariétaire*, pour en obtenir le suc, et trois fois par jour, pendant une quinzaine, faites prendre à ceux que la toux chagrine, une cuillerée de ce suc édulcoré avec du miel blanc. Leur poitrine s'en trouvera bien et vos oreilles aussi.

CHAPITRE VII

Maladies de l'estomac.

Gastralgie et Gastrite. — Une grande vérité qu'il ne faut jamais perdre de vue, mes bons amis, c'est que l'homme est bien souvent, par sa faute, l'artisan de ses propres souffrances. Les conseils, l'expérience des faits qui se multiplient autour de lui, rien ne peut assez l'éclairer pour lui faire prendre une résolution sérieuse et suivie d'effet. On lui dit : « Ne vous exposez pas, quand vous aurez chaud jusqu'à la transpiration, au refroidissement des courants d'air ! » Mais cette règle élémentaire d'hygiène, est, pour beaucoup de gens, lettre morte. Aussi, voyons-nous la jeunesse de nos campagnes et de nos villes, décimée par les maladies de poitrine inévitablement engendrées par de pareils manques de précaution. La série des maux causés par les excés du boire et du manger, est bien plus longue et bien plus triste encore. Ce n'est pas qu'on aille toujours vider sa bourse au marché voisin, et payer d'une somme excessive, les primeurs ou les nourritures de choix, non, je ne prétends pas vous accuser si injustement. Mais, sans sortir du cercle des ressources alimentaires les plus modestes, l'homme peut encore satisfaire jusqu'au bout, un appétit déraisonnable, rechercher, en dépit des avis, un genre d'aliment qui ne lui est pas salutaire, mais qui flatte son palais blasé ; il peut surtout écouter ses caprices et leur donner sur son régime et sur son estomac, une tyrannie désastreuse. Quand des jours, des semaines, des mois se sont écoulés, sans qu'une force de caractère qui eût été pourtant bien utile, ait pu modifier cette funeste alimentation, alors l'estomac éprouve des tiraillements douloureux ; il ressent de jour, de nuit, des besoins factices, qui se changent parfois en une faim déréglée, que vous appelez fringale ; puis succèdent des défaillances, et pour rétablir l'équilibre dans cet estomac, que la GASTRALGIE a dérangé, il vous faut recourir aux *infusions de tilleul,* de *camomille,* de *mélisse,* de *menthe,* de *pissenlit,* de *petite centaurée* ou *d'absinthe,* suivant la gravité du cas ; et l'on ne se délivre de cette souffrance, qu'en revenant peu à peu à une alimentation substantielle et réglée. Mais c'est bien pis, lorsqu'une ou plusieurs rechûtes dans ces écarts de régime, de brusques changements de température, l'usage d'aliments de mauvaise qualité, ajoutés à l'abus des boissons spiritueuses, et quelquefois aussi à des chutes ou des coups sur l'estomac, viennent produire dans ce malheureux organe, une inflammation qui a reçu le nom de GASTRITE !

Cette maladie cruelle, est annoncée par de la chaleur, l'absence d'appétit, une grande soif, de la fièvre et de l'insomnie. Ces premières souffrances sont promptement suivies de vives douleurs au creux de l'estomac. Les *boissons froides et acides,* procurent bien quelque soulagement passager, mais le mal reparaît bientôt ; parfois, sous la forme d'une sensation douloureuse, qui remonte de l'extrémité de l'œsophage jusqu'à la gorge, et fait éprouver dans toute cette partie, au malade, comme l'impression brûlante d'un fer rouge, ou l'application d'un corps irritant, ce qui a fait donner à cette forme de gastralgie, le nom de *pyrosis.* Le malade est aussi tourmenté par des nausées, des vents; il ressent une soif, une faim excessives, et se plaint en outre de violents maux de tête, auxquels n'est pas étrangère une douloureuse constipation. Le régime, en ce cas, se compose exclusivement de *tisanes rafraîchissantes, orge* et *chiendent ;* comme alimentation, de *lait* et *laitage,* auxquels on peut ajouter quelques légumes frais et quelques fruits.

Parfois aussi, des vomissements, des hoquets, des éructations surviennent, et l'état du malade en ce cas, commande impérieusement: la diète absolue, des *tisanes rafraîchissantes, des fomentations d'eau de mauve* sur l'estomac et sur le ventre, et surtout, aussi prompte que possible, la visite du médecin.

Hématémèse et Hémoptysie. — En dehors des souffrances que je viens d'exposer, l'estomac peut être sujet à des désordres graves, dus à des causes d'une autre nature. Par exemple, un coup violent sur l'estomac, l'introduction de certains poisons dans cet organe, un refroidissement subit en se mettant brusquement les extrémités dans l'eau froide, une émotion vive, peuvent occasionner des vomissements de sang. Pendant ce vomissement, la face du malade est très pâle à l'ordinaire ; il éprouve la sensation d'un point brûlant et douloureux dans le coté gauche de l'estomac, le sang vomi est en général d'un rouge foncé et presque noir. Le traitement commandé par la circonstance, consiste en une *diète* et un *repos absolu*. Le malade doit garder la position horizontale, et ne rien prendre que des *boissons froides acidulées*. On lui mettra des *sinapismes,* et à leur défaut, des *oignons pilés en cataplasmes* aux membres inférieurs. Un accident analogue, se produit sous le nom d'HÉMOPTYSIE ou de crachement de sang au cours des maladies de poitrine, et après une bronchite. Il faut avoir recours aux *boissons gommeuses,* aux *boissons acidulées froides,* ou même *glacées,* données par petites doses très fréquentes. On exigera aussi le *silence absolu et le repos complet.* Puis on aura recours aux *infusions de ratanhia* ou de *bistorte,* et enfin aux *sinapismes* comme ci-dessus.

Indigestion. — Cette indisposition qui pourrait être mortelle en certains cas est un trouble subit et douloureux de l'estomac, qui s'accuse quelques heures après qu'on a mangé trop copieusement, ou qu'on a pris des aliments de mauvaise qualité. S'il n'y a que des rapports acides, des renvois brûlants et gazeux, connus sous le nom d'aigreurs et qu'on ait à en souffrir habituellement, il faut couper court à ces renvois, en prenant pendant quelques jours, trois heures après son repas, un verre *d'eau fraîche additionnée d'alcool*, par petites gorgées. Si à ces rapports acides, viennent s'ajouter une pesanteur à l'estomac, le ballonnement du ventre, ce n'est encore qu'une indisposition légère, à laquelle on peut remédier par de légères *infusions* de *thé,* de *camomille* ou de *tilleul* sucrés. Quelquefois la maladie est plus grave. On ressent du dégoût, un violent mal de tête, de l'accablement, quelques vomissements, il faut alors recourir à des infusions plus fortes, les *infusions de mélisse,* de *menthe* ou de *sauge.* De violentes nausées, qui ne seraient pas suivies de vomissements, exigent l'emploi de légers *vomitifs,* prudemment administrés pour déterminer et favoriser l'évacuation des matières mal digérées. Le plus avantageux serait, dans un peu de tilleul ou de thé, dix à quinze centigrammes *d'émétique,* et de l'eau chaude ensuite pour faciliter la sortie des aliments nuisibles. Quand le malade a vomi trois ou quatre fois, qu'il n'a plus de hoquets ni de spasmes douloureux, il faut le laisser reposer après lui avoir fait prendre une *infusion de thé aromatisé d'eau de fleurs d'oranger*, et lui permettre de ne manger qu'avec précaution des aliments très légers, après trois ou quatre heures d'un paisible repos.

Ivresse. — Nous allons passer bien vite sur ce triste mot, quoique cependant, mes amis, il faille que vous soyez en état de rendre service à vos semblables, si peu intéressants et si bas descendus qu'ils soient. L'ivresse est l'ensemble de phénomènes qui troublent la raison, avilissent l'homme, altèrent sa santé et peuvent amener le délire, le sommeil involontaire et même la mort. Je n'ai pas besoin de vous apprendre comment on se met en état d'ivresse, et j'aime mieux vous enseigner le moyen d'en sortir. Quelques gouttes *d'ammoniaque* dans un verre d'eau sucrée, ou du *café noir fortement salé,* dissipent ou au moins diminuent les effets de l'ivresse.

Vomissements. — En terminant cet entretien, je veux vous donner, mes bons amis, un conseil que je crois utile à votre tranquillité au sujet de la santé de tous les vôtres. Les vomissements fréquents et qui persistent dénoncent une grave et profonde maladie de l'estomac, toutefois vous les pouvez arrêter ou diminuer par des *boissons glacées ;* au besoin, en faisant avaler au malade de petits morceaux de glace, si vous en avez sous la main, et en désespoir de cause, vous feriez prendre une *tisane* ainsi composée: une *poignée de feuilles de consoude,* de *feuilles d'ache* et de *feuilles de capillaire bouillies ensemble dans un litre d'eau.*

CHAPITRE VIII

Maladies des organes inférieurs, entrailles, intestins, etc.

Coliques. — Vous donnerez généralement ce nom, mes amis, à toutes les douleurs vives et sourdes qui ont leur siège dans les intestins, ou aux environs des intestins, dans la région du ventre et du bas de l'estomac. Les causes de ces indispositions sont aussi diverses que les points précis de la douleur ressentie; les soulagements, par suite, sont obtenus de diverses manières. Lorsque les souffrances de la colique sembleront remonter et affecter l'estomac, vous aurez recours à des *infusions* de *feuilles* ou de *fleurs d'oranger*, de *camomille,* de *menthe* et de *fleurs de cassis*. Souvent vous avez à souffrir du développement et de l'accumulation des gaz dans les organes. Ces gaz sont dus, ou à la décomposition d'un organe malade ou à une disposition naturelle de l'estomac. Plus connus sous le nom vulgaire de *vents*, ils voyagent dans l'appareil digestif et causent, avant leur dégagement, des douleurs parfois très intenses dans les intestins ou les autres

viscères : pour en obtenir un prompt soulagement,
il faut aux infusions précitées, ajouter des *infusions
d'anis* et de *feuilles d'angélique*. Si vous êtes tourmentés par des vents, ne faites pas abus des féculents
ou des légumes farineux dans votre alimentation.

Dans certains cas, la colique est une véritable
continuation et prolongation d'une douleur de reins
et se complique d'une irritation nerveuse avec tremblement, refroidissement de la peau, urines abon-
dantes et claires et quelquefois vomissements prolongés. C'est alors une *colique néphrétique* dont les
atroces douleurs, si elles duraient, pourraient occasionner la mort. Il y a une limite à la souffrance
humaine, qu'aucune force physique ne peut impu-
nément dépasser. Ces affreuses douleurs sont dues
ordinairement à la présence d'un gravier ou calcul
dans les reins. La médication indiquée, consiste à
prendre ou faire prendre des *bains généraux prolongés,* à verser lentement sur la partie malade
des *huiles où l'on aura fait macérer des graines*
de *pavot* ou des *feuilles* de *belladone,* à faire
des *frictions* avec des *feuilles écrasées de cette
même plante,* à mettre des *cataplasmes de pariétaire bouillie,* sur le bas ventre et la vessie et à
boire ou faire boire des *infusions* de *bacile* ou
perce-pierre.

On donne le nom de *coliques vermineuses* aux
coliques occasionnées par la présence des vers dans
les intestins. Si la colique est due à la présence
du tœnia ou vers solitaire, ce dont on peut s'assurer,
en reconnaissant parmi les déjections des tronçons
de ce vers dont je vous ai déjà donné la description

en traitant des vers intestinaux chez les enfants: c'est une sorte de ruban aplati, blanc et un peu renflé à chaque centimètre, c'est-à-dire à chaque anneau ; lorsque vous aurez constaté la présence de ce vers, il faudra donner au malade des *décoctions de fougère mâle* ou *d'écorce de grenadier,* ou encore, mais en quantité double, le *gâteau de semences de courge* conseillé pour les enfants. Le *cataplasme* aussi indiqué au même endroit de *feuilles d'absinthe et d'ail ;* les *lavements froids avec infusion de feuilles d'absinthe et d'une cuillerée à bouche de glycérine ;* les *infusions d'absinthe en tisanes,* vous débarrasseront des autres vers qui sont, dans beaucoup de cas, la cause des coliques dont vous avez à souffrir.

Mais les fraîcheurs subites, les coups d'air, les premiers froids ou d'autres causes inconnues, occasionnent aussi de grandes souffrances dans les intestins ; il est bon, mes amis, dans ces cas, de faire chauffer des *serviettes,* et les appliquer *presque brûlantes* sur le ventre, pour le frictionner. Pendant ce temps, faire prendre au malade des *infusions de tilleul* très chaudes et, si les douleurs ne se calment pas, les apaiser en appliquant sur le ventre un *cataplasme très chaud* aussi de *farine de graines de lin,* et sur lequel on aura versé une vingtaine de gouttes de *laudanum.*

Constipation. — Une autre cause particulière et fréquente de coliques, est la *constipation*, ou grande difficulté d'aller à la selle et arrêt des matières dans le rectum. On guérit la colique en guéris-

sant la constipation. Si cette difficulté est accidentelle et causée par une inflammation intestinale,
vous la ferez disparaître, mes bons amis, par des
*lavements d'eau de mauve mélangée d'un peu d'huile
ou de miel* et par quelques *tisanes adoucissantes
d'orge* ou *de graines de lin.* Si ces précautions ne
suffisaient pas, vous pourriez alors prendre quatre
grammes de *rhubarbe,* ou trente centigrammes
d'aloës. Si la constipation est habituelle et dépend
d'une paresse de l'intestin, je vous engage à prendre
une cuillerée de *graines de moutarde blanche* au
commencement de vos repas, à user de temps en
temps de *lavements d'eau froide,* et surtout à vous
présenter tous les jours à la selle très régulièrement
à la même heure, vous ne tarderez pas à être débar-
rassés de ces importunes et dangereuses indispositions.

Diarrhée et Dysenterie. — Au contraire de
la constipation, la DIARRHÉE est une maladie qui
rend fréquentes et liquides, les déjections du ventre,
sous l'influence de la température ou d'une irritation
des intestins. Il ne vous sera pas difficile de remédier à cette incommodité. *Battre, dans un demi-litre
d'eau, trois blancs d'œufs, jusqu'à apparence et consistance de neige, sucrer, aromatiser avec une forte
cuillerée d'eau de fleurs d'oranger,* et prendre par
quart de verre de dix minutes en dix minutes,
pour les grandes personnes; et par cuillerée à
bouche, de dix minutes en dix minutes, pour les
enfants. L'alimentation des malades doit surtout
consister en riz, œufs et laitage : on peut aussi guérir

la diarrhée avec une *infusion de renouée*. La diarrhée n'est, parfois, que le début d'une affection beaucoup plus grave, appelée DYSENTERIE. Cette maladie est une véritable inflammation des intestins. Elle est caractérisée par des évacuations de matières muqueuses ou puriformes, mêlées de sang avec tranchées, et sensations de brûlures dans les intestins. La gravité de cette maladie nécessite une prompte visite du médecin. En l'attendant, vous pourrez recourir aux soins indiqués pour la diarrhée, en ajoutant des *fomentations d'eau de parot,* sur le ventre, ou des *cataplasmes de farine de graines de lin, arrosés de laudanum.* Il faut observer une *diète sévère* jusqu'à l'arrivée du médecin, et conserver les déjections du malade, pour les lui montrer. L'expérience a démontré que des DYSEN-TERIES REBELLES avaient été guéries par le remède suivant : on fait bouillir, *dans un litre et demi d'eau, un plein dé à coudre de graines de lin, et* 32 *grammes de racines de grande consoude (symphitum officinale),* on passe cette tisane à travers un linge, et on la fait prendre par verre, d'heure en heure, dans la journée.

Hydropisie. — L'Hydropisie est communément une enflure des jambes et du ventre, due à un épanchement plus ou moins notable de sérosité. Cette maladie est la conséquence et le symptôme d'une lésion primitive, qu'il appartient au médecin de déterminer, pour la mise en usage d'un traitement spécial. Toutefois, les *diurétiques* et les *sudorifiques,* un régime exclusivement lacté, sont les

médications qui réussissent le plus, dans le cas
d'hydropisie. Je vous conseillerai donc, mes amis,
la *tisane d'uva ursi*, de *racines d'asperges*, de
racines de fraisiers, des *infusions de rossolis*, de
bourrache, de *pariétaire* et de *fleurs de genêt*.

Dans tous les cas, mes chers amis, ne laissez
jamais se prolonger un trouble des intestins, diarrhée
ou constipation, de graves désordres pourraient
résulter d'une imprudente négligence de votre part,
et vous seriez d'autant plus coupables et déraison-
nables de ne pas aller au-devant de cruelles maladies, que nous venons de causer ensemble, dans cet
entretien, des moyens les plus capables de soulager,
et même de guérir la plupart des indispositions de
cette nature.

CHAPITRE IX

De quelques Maladies de la Peau.

Nous en sommes, mes bons amis, à ces maladies incommodes et désagréables qui cèdent, le plus souvent, à des soins continuels et prolongés d'hygiène et de propreté. Si peu épris, si peu sûr que l'on soit, des charmes de son propre visage, il est souverainement disgracieux d'avoir à mettre à l'air, en même temps que la figure, une peau rugueuse, altérée, farineuse ou couverte de boutons qui s'ouvrent, et de croûtes qui sèchent. Beaucoup, s'ils le pouvaient et s'ils n'étaient pas forcés de vivre du travail qui les appelle à l'extérieur, beaucoup garderaient la maison et ne paraîtraient pas en public, jusqu'à guérison complète de ce qui leur semble une désobligeante infirmité. Vous ne vous chagrinerez pas outre mesure, mes bons amis, s'il vous arrive l'ennui d'une pareille incommodité, et vous vous empresserez de vous débarrasser de cet ennui, par tous les moyens qui seront en votre pouvoir.

Dartres. — La Dartre (qui peut servir de type à toutes les affections similaires), est une maladie de la peau qui consiste en une éruption de petites élevures solides, soulevant de petites écailles qui se détachent bientôt et se succèdent indéfiniment. Ces écailles ressemblent à du son de froment, d'où le nom de furfuracée donné à la dartre qui est accompagnée d'une légère démangeaison et d'une tension de la peau. Le traitement consiste dans des *lotions,* avec de *l'eau alcoolisée* pour faire tomber les écailles; on lave ensuite avec de *l'eau savonneuse,* et l'on fait des *onctions* avec de la *poix blanche;* s'il y avait inflammation, les *lotions* avec une *décoction de racines de guimauve* et de *têtes de pavot,* et des *onctions* avec de la *crème de lait* ou *du beurre.* Quelquefois, l'inflammation est caractérisée par des papules rougeâtres, ou couleur de peau, qui produisent de fortes démangeaisons, et la guérison est très lente à s'opérer; il est nécessaire, alors, de faire usage de *bains très frais,* de *lotions froides,* de *boissons acidulées* et d'un *régime adoucissant,* lait, viandes blanches, légumes frais. Parfois aussi, ces élevures sont très rapprochées les unes des autres, l'éruption s'annonce par un fourmillement et une vive cuisson à la peau; cette forme de la maladie réclame les soins d'hygiène et de propreté, conseillés déjà; si la tête est envahie, il faut couper les cheveux le plus ras possible sur les parties atteintes, et il faut faire tomber les croûtes qui se forment, par des *cataplasmes de farine de riz.* Les *dartres vives et invétérées* ne résistent pas longtemps à la *pommade suivante: sur un feu doux, il faut faire* *fondre et mêler doucement ensemble soixante-quinze grammes de vieux oing, deux cuillerées de crème de lait non chauffée, et un jaune d'œuf,* en évitant avec soin de faire bouillir, ce qui gâterait la pommade et lui enlèverait sa vertu.

Echauboulure. — Pendant les chaleurs de l'été, on voit surgir sur la peau de petites élévations dont l'éruption ne présente aucune gravité : les seuls soins à conseiller sont des *boissons rafraîchissantes,* comme des *tisanes d'orge* et de *chiendent.*

Gale et Prurigo. — Cette maladie répugnante à tous égards, doit être activement traitée jusqu'à complète guérison, et sans retard, à cause de son caractère contagieux. Elle est causée par la présence, entre peau et chair, d'animalcules appelés *acariens.* Elle est marquée par d'insupportables démangeaisons et les éruptions de boutons à prurit. Ces boutons sont abondants, surtout aux poignets, aux mains et aux pieds. La guérison s'obtient assez rapidement, grâce aux *bains savonneux* et aux *frictions de l'essence de térébenthine,* pour tuer l'animal microscopique, cause et germe de la maladie.

L'éruption cutanée locale ou générale produit en certains cas de si insupportables démangeaisons, que le malade cherche le contact des corps froids, et se déchirerait volontiers, avec les ongles, avec la brosse pour apaiser ce prurit qui le tourmente. *Bains d'eau fraîche et bains savonneux,* voilà le seul traitement extérieur à suivre pendant que le malade, atteint par le prurigo, boira de l'*eau d'orge,* du *petit lait* ou de l'eau *mélangée de jus de citron*.

Urticaire. — Une affection identique dans les effets et les caractères extérieurs, bien que différente dans sa cause, est l'indisposition connue sous le nom d'URTICAIRE. C'est une inflammation cutanée, marquée par des taches proéminentes plus rouges ou plus pâles que la peau qui les entoure. Ces élevures se reproduisent par accès et occasionnent un prurit semblable à celui que causent les piqûres d'orties. L'éruption dure peu d'heures et disparaît pour reparaître inopinément. *Lorsqu'elle est due à un empoisonnement par les moules,* il est urgent d'administrer un *vomitif,* mais parfois ces phénomènes sont capricieusement occasionnés par une disposition naturelle de quelques tempéraments. Ainsi, l'urticaire attaque certaines personnes, lorsqu'elles mangent des fruits acides, des groseilles, des fraises, ou quand elles touchent certaines feuilles ou fleurs. Du reste, cette maladie cède promptement aux *lotions d'eau mélangée avec de l'alcool.*

CHAPITRE X

Maladies caractérisées par des Tumeurs locales.

Une bonne femme affligée d'un bobo qui ne se décidait ni a disparaître, ni a mûrir assez promptement, s'écriait dans les plus forts accès de ses souffrances : « Mon Dieu, que c'est pénible et douloureux d'attendre sa pauvre chair à *pourrir !* » Elle avait grandement raison, et tous ceux qui ont la triste expérience de ces maux, peuvent en dire autant, pour rendre hommage à la vérité. Il ne tient qu'à vous, mes bons amis, d'abréger ces cruelles souffrances, et de vous éviter par une vigilante attention, les conséquences regrettables d'une misère imprudemment négligée.

Abcès. — L'abcès est un amas d'humeurs corrompues, qui se forme sur un point du corps, et sous l'influence de causes variées, telles que l'âcreté du sang, la piqûre d'une aiguille malpropre. On reconnaît l'abcès à une tumeur venue par inflammation, et dont le contenu, liquide assez épais, cède néanmoins sous la pression du doigt. Il communique alors à la masse entière, comme un mouvement plus ou moins prononcé de va et vient que l'on appelle fluctuation, sans doute à cause de sa lointaine ressemblance au mouvement des flots.

Sur la partie rouge et chaude de l'abcès, il faut appliquer des *cataplasmes de fécules de pommes de terre,* jusqu'au ramollissement de la tumeur. Lorsque l'abcès est ouvert, soit naturellement, soit grâce à l'incision faite par un médecin, ce qui doit se pratiquer aussitôt que la tumeur est bien ramollie, il faut laisser écouler le pus, mettre des *cataplasmes émollients de feuilles de mauve, de séneçon ou de molènes,* puis, quand la plaie est débarrassée des humeurs, et qu'elle paraît bien nette, on hâte la cicatrisation, par des *compresses* d'une *eau mélangée* de son cinquième d'eau-de-vie.

Anthrax. — C'est une tumeur inflammatoire affectant le derme et le tissu placé immédiatement au-dessous, et produisant des bourbillons. La tumeur est circonscrite, très dure, d'un rouge foncé et produit une chaleur brûlante. En quelques jours, elle acquiert plusieurs centimètres de diamètre et devient saillante au-dessus de la peau. La peau alors devient violacée ou noirâtre, surtout chez les vieillards, et au sommet se mortifie, et finit par s'ouvrir. Dès le début, on a recours aux *cataplasmes émollients : farine de riz, de graines de lin, de pommes de terre,* avec de l'*eau de feuilles de mauve.* Quand les incisions en forme de croix, pour permettre au pus de s'échapper, ont été faites par le médecin, on met de la charpie enduite d'*onguent populéum, et d'eau phéniquée* et l'on applique par dessus un des *cataplasmes précédents.*

Aphtes. — Les APHTES, sont de petits ulcères blanchâtres, arrondis, qui se forment dans l'intérieur de la bouche, dans la gorge, sur les lèvres et les gencives. Il se forme autour un bourrelet gris ou blanc, qui leur donne l'apparence de petites pustules. Au bout de trois jours, elles s'ouvrent et laissent échapper un liquide transparent, puis l'ulcération guérit peu à peu. Pour y remédier sûrement, on fait dissoudre six grammes de *chlorate de potasse,* dans deux cents grammes d'eau, et avec des cuillerées de cette solution, on se lave la bouche, et on l'avale après l'avoir gardée quelques minutes pour toucher les aphtes d'une façon plus sûre. Lorsqu'il y en a dans la gorge, il faut boire des *décoctions de guimauve* ou de *laitue, coupées de lait,* et quand les ulcérations sont douloureuses, les toucher avec le *mucilage suivant :* trente grammes de *semences de coings, de fraisiers, ou des limonades au citron,* ce qui vaut encore mieux.

Cancroïdes — Les CANCROIDES, sont des tumeurs de forme, de consistance et de nature variées, dont l'apparence fait craindre un caractère cancéreux. Parmi les remèdes, conseillés pour faire disparaître ces maux inquiétants, j'en ai choisi trois qui me semblent à la fois, et rationnels et assez faciles à mettre en usage. Le premier consiste à placer sur le mal des *feuilles de jusquiame.* Pour le second, il faut piler du *tronc et des feuilles de pourpier* avec du sel de cuisine, en quantité double, et l'appliquer en cataplasme, soir et matin sur la partie malade, et ne jamais changer de remède. Enfin, dans deux litres d'eau, faire bouillir une bonne poignée de *feuilles et de tronc d'angélique pilés,* jusqu'à ce qu'il n'y ait plus qu'un litre et demi d'eau. On boit de cette tisane, une bouteille par jour; on prend aussi tous les matins, depuis un gramme jusqu'à deux, de la *racine de cette plante,* et sur le mal on applique, ou le *marc de la tisane,* ou des compresses imbibées de la tisane elle-même.

Erysipèle. — Lorsqu'il existe une inflammation de la peau avec tumeur de la partie malade, et tension douloureuse, accompagnée de fièvre générale, on se trouve en présence d'un ÉRYSIPÈLE. La chaleur et la douleur sont plus ou moins âcres, la rougeur, inégalement circonscrite, tire un peu sur le jaune et disparaît sous la pression du doigt, pour reparaître aussitôt après. De petites élevures sur la partie malade, se changent bientôt en vésicules. Si l'érysipèle n'offre pas de graves complications, on lave avec une *décoction* de *fleurs de sureau,* de *racines de guimauve,* et le malade boit du *petit lait,* de la *limonade,* ou de l'*eau et du sirop de vinaigre,* suivant la commodité; il doit garder une *demi-diète,* et choisir comme aliments particulièrement sains pour lui, des *soupes à l'oseille,* des *pruneaux bouillis;* en dehors des cas extraordinaires qui obligent à réclamer le médecin, ce traitement suffit pour la guérison.

Furoncle. — Vulgairement connu sous le nom de CLOU, le FURONCLE est une tumeur inflammatoire, circonscrite, qui se termine par suppuration, et que l'on doit traiter avec des *cataplasmes de fécule de riz,* de *pommes de terre,* de *farine de graines de lin,* de *feuilles de mauve,* jusqu'à la fluctuation du pus. Alors, on fait écouler ce pus, et l'on panse la petite plaie qui succède, avec du *cérat,* ou de la *pommade camphrée.* C'est dans l'été généralement, que surviennent les furoncles ; s'ils sont nombreux, comme parfois il arrive, on remédie à l'état général, par des *bains adoucissants* de *son de froment,* et non par des purgations qui mettent les humeurs en mouvement et multiplient ces inflammations.

Panaris et Phlegmon. — Le PANARIS est une sorte de *phlegmon* développé dans un point des doigts ou des orteils ; il se termine presque toujours par suppuration, ou par nécrose, ou par gangrène. La cause des panaris n'est pas toujours bien connue, c'est ordinairement une piqûre négligée, ou faite avec un objet malpropre. Jour et nuit le blessé ressent de douloureux battements dans la profondeur du doigt qui gonfle en même temps que le pus se forme, et c'est alors qu'il est sage de faire ouvrir une issue au pus le plus tôt possible. Une des premières précautions à prendre, lorsque l'on craint un panaris, c'est de faire enlever toutes les bagues de la main malade, et si les battements sont continus, mettre sur le mal des *cataplasmes émollients: farine de graines de lin, fécule de riz, feuilles de* *mauve.* On peut aussi guérir le panaris avec un cataplasme de *lierre terrestre pilé avec du beurre sans sel.* On a aussi vanté, après expérience, les bons effets du *remède suivant :* on casse avec une cuiller de bois, un œuf dont on met le jaune à part, et on l'assaisonne avec du sel, le double de l'assaisonnement ordinaire. On délaie avec soin jusqu'à ce que le sel soit fondu. Ce mélange est alors étendu sur de la charpie, et appliqué sur le mal, et l'on n'y touche pas pendant quarante-huit heures. A ce moment, le topique une fois enlevé, on aperçoit sur le doigt un petit trou, par lequel la matière morbide s'en est allée. Le pansement s'achève avec du *miel rosat.*

Le PHLEGMON, est une inflammation du tissu sous-cutané. Il s'annonce par des douleurs assez vives qui augmentent par le mouvement et la pression. Bientôt apparaît une tumeur arrondie, limitée, dure au toucher, avec rougeur plus vive au centre. La pression du doigt ne fait pas disparaître cette rougeur, comme il y a lieu dans l'érysipèle. Au battement douloureux qui se fait sentir dans la profondeur de l'inflammation, succède une sensation pénible de lourdeur.

La suppuration se forme plus rapidement sous l'application des *cataplasmes émollients, feuilles de mauve, fécule de riz,* la tumeur devient un peu plus molle, et présente de la fluctuation, puis la peau, plus pâle au centre, offre un point blanchâtre, qui s'ouvre, et livre passage au pus; on agit alors, pour la cicatrisation, comme il a été indiqué au mot *abcès,* du présent entretien.

Voilà, mes bons amis, comment vous pourrez vous soulager de ces nombreuses misères, en n'oubliant pas toutefois, que lorsqu'elles affectent un membre entier, et présentent une certaine gravité, comme l'*anthrax,* par exemple, il faut avoir recours nécessairement aux médecins.

CHAPITRE XI

Les nerfs, mes bons amis, jouent un rôle impor-
tant ici-bas, dans un grand nombre de maladies, et
il ne faut pas croire absolument, que les attaques
de nerf soient toujours des comédies dont on puisse
rire. A la campagne surtout, où généralement les
travailleurs, occupés du matin jusqu'au soir, ont
peu le temps de se dorloter, lorsque survient une
affection nerveuse, elle est due à une souffrance ou
à une débilitation des nerfs, qui jettent parfois le
malade dans un état d'excitation peu en harmonie
avec ses habitudes. Vous aurez soin, mes amis, de
ne pas inconsidérément tourner en ridicule une
indisposition, dont vous ne connaîtrez pas la cause,
et de ne pas augmenter, par une brutale brusquerie,
l'accès passager dont souffrira le malade atteint
sous vos yeux. L'emploi du *tilleul* et de *l'eau de
fleurs d'oranger* en *boissons* calmantes, servira
dans la plupart des cas, excepté pour les circons-

tances particulières, dont je vais m'entretenir avec vous.

Migraine. — Oh! la vilaine indisposition, et comme elle est commune, hélas! parmi nous tous! Vous ne la connaissez que trop, mes bons amis, cette douleur vive et lancinante ou profonde, qui occupe un côté de la tête, dans la région de l'œil, et détermine parfois des troubles d'estomac, qui vont jusqu'au vomissement. Les causes ordinaires de cette indisposition sont, ou le manque de sommeil, ou les indigestions. Il y a telles migraines qui sont périodiques, c'est-à-dire, qu'elles reviennent à certains jours et à certaines heures déterminées, et cela pendant des années et des séries d'années. On a préconisé contre la migraine une foule de remèdes plus ou moins salutaires; le sommeil dans l'obscurité et le silence paraît être le plus sérieux : toutefois, des *cataplasmes de pariétaire fricassée* dans du *saindoux* et appliqués sur le front, ont eu du succès en beaucoup de cas qui semblaient rebelles à d'autres médications.

Névralgie. — Cette douleur ordinairement sans rougeur, gonflement, ni tension et qui affecte une branche nerveuse, est due le plus souvent à l'action locale du froid. On recommande les *douches d'infusion de sauge,* ou de *romarin,* des *frictions sèches* et en *boisson ;* des *infusions de mélisse,* de *menthe,* ou de *fleurs d'oranger.*

Odontalgie. — Plus connue sous l'appellation

vulgaire de *mal de dent,* cette souffrance consiste en une douleur très vive, occasionnée par la carie dentaire et déterminée subitement par le contact d'un liquide froid ou chaud, ou par le contact d'un corps étranger. Pour obtenir du soulagement, il est bon de se laver la bouche avec une *décoction* de *têtes de pavots,* en ayant soin de ne pas avaler le liquide. Je vous donnerai le conseil, mes bons amis, de ne vous faire arracher les dents qu'à la dernière extrémité.

Otalgie et Otite. — Le *mal d'oreilles,* pour vous parler un langage qui vous sera plus familier, mes amis, consiste quelquefois en une simple douleur nerveuse ; des *injections d'eau de mauve* ou de *racines de guimauve tiède,* avec quelques *bains de pieds sinapisés,* sont les remèdes à employer. Mais lorsque le mal d'oreilles dégénère en douleur aiguë, accompagnée d'un bourdonnement insupportable et d'élancements violents, lorsque au bout de trois jours, on s'aperçoit d'un suintement jaunâtre et puriforme, il faut pratiquer l'injection dans les conditions suivantes : se munir, chez le pharmacien, d'une petite seringue disposée pour cette opération, et pousser doucement deux ou trois fois par jour, dans l'oreille malade, une cuillerée d'*infusion de camomille,* à laquelle on a ajouté une *tête de pavot.* Je vous recommanderai, mes bons amis, de ne jamais négliger ces écoulements de l'oreille, surtout chez les enfants, et d'y porter au plus tôt le remède que vous connaissez.

CHAPITRE XII

Maladies à atteintes soudaines.

––– –––

Les morts subites sont devenues à notre époque si fréquentes et tellement à l'ordre du jour, qu'après s'en être effrayé, comme de raison, le monde aujourd'hui n'y prend presque plus garde et semble en avoir pris son parti. Ce qui était classé, il y a quelque trente ans, au rang des plus épouvantables catastrophes : une mort qui vous saisit et vous terrasse en pleine santé, qui vous fait cadavre sans vous donner le temps de songer à vos intérêts les plus sérieux, et aux intérêts de ceux que vous aimez, arrache à peine aujourd'hui une exclamation de pitié : « C'est bien malheureux ! dit-on, et l'on retourne à ses occupations, sans réfléchir aux conséquences redoutables, à tous les points de vue, de ce tragique événement. Vous pouvez diminuer, mes chers amis, le nombre de ces déplorables fins subites, si aux attaques soudaines de certaines maladies, vous pouvez opposer à temps le remède salutaire qui peut guérir, ou tout au moins soulager. Parmi ces graves indispositions, qui frappent ordinairement sans avertir, la foudroyante apoplexie occupe certainement la première place.

Apoplexie. — Cette maladie est une paralysie soudaine, spontanée, causée le plus souvent par un épanchement de sang au cerveau. En attendant l'arrivée du médecin, il faut coucher le malade dans une chambre très aérée, avec peu de monde autour de lui; desserrer les vêtements; tenir la tête et le buste du malade très élevés; le *faire vomir*, si l'estomac est plein ; donner des *bains de pieds* avec de la *moutarde*, ou du *sel de cuisine;* et mieux, si on le peut, lui appliquer les *sinapismes* aux cuisses et aux mollets, en même temps mettre sur la tête des *compresses d'eau froide* et *vinaigrée ;* et enfin, administrer un ou deux lavements au sel de cuisine.

Coup de soleil. — De graves accidents sont attribués avec raison à la chaleur extraordinaire du soleil dans les jours d'été, surtout pendant la canicule. Celui dont je veux vous parler présentement mes amis, est l'effet produit sur un être vivant par l'action d'un soleil ardent, et consiste dans une sorte d'érysipèle. Lorsque c'est la tête qui est atteinte, on peut redouter parfois une affection cérébrale intense. Vous procurerez un soulagement certain par des *applications émollientes,* des *compresses avec de l'eau froide de guimauve* et de *graines de lin,* vous donnerez au malade des *bains tièdes* et pour *boissons,* vous lui permettrez des *limonades au ci-*

tron, en le soumettant du reste à une *diète absolue*. Le médecin, suivant la gravité du cas, indiquera des remèdes plus énergiques.

Epistaxis ou saignement de nez. — Lorsque le saignement de nez, venu spontanément, est trop prolongé, il constitue une véritable hémorrhagie. Il est urgent alors de placer dans un lieu bien frais le malade, que l'on craint de voir s'affaiblir par une perte excessive de son sang ; on lui tiendra aussi la tête élevée. A ces premiers soins vous ajouterez, s'il est nécessaire, mes bons amis, les soins suivants : vous appliquerez sur son front et sur ses tempes, des *compresses d'eau fraîche mélangée de vinaigre*, vous lui éleverez le bras en l'air, pendant cinq minutes, du côté où a lieu l'écoulement et pendant ce temps là, du même côté vous lui tiendrez la narine bouchée : en cas de persistance de l'ÉPISTAXIS, vous mettrez dans les narines de petits *tampons ou bourdonnets de charpie, imbibés de perchlorure de fer* ou même secs, en attendant l'arrivée du médecin.

Hémorragies. — On appelle de ce nom toute effusion d'une grande quantité de sang. Lorsque ce sang est vermeil et vient par saccades, il sort d'une artère ; lorsqu'il est plus foncé et coule d'une façon continue, il sort d'une veine. La première précaution à prendre et le plus promptement possible, est de faire une *compression* et une *ligature au dessus de la blessure* par où s'échappe le sang et d'arrêter cette effusion à l'aide du *perchlorure de fer* sur des tampons de charpie; si vous n'avez rien de mieux sous la main et en attendant le médecin, qu'il faut toujours faire demander, lorsqu'on est en présence d'une forte *hémorragie*, vous vous servirez, pour essayer d'arrêter le sang, *d'amadou* et même de *toiles d'araignée*. Les HÉMORRAGIES peuvent aussi provenir spontanément d'une faiblesse de constitution; il est possible d'y remédier en prenant quatre à cinq tasses de la *décoction* de trente grammes d'*orties* pour cinq cents grammes d'eau.

Syncope ou évanouissement. — La première chose qu'il ne faut pas faire, mes bons amis, c'est de perdre la tête lorsqu'une personne se *trouve mal, s'évanouit* ou *tombe en syncope,* trois expressions différentes pour annoncer un seul et même accident. Vous risqueriez d'aggraver la situation et, pour peu que vous .écoutiez votre impression nerveuse, il pourrait y avoir deux ou plusieurs malades au lieu d'un seul. La SYNCOPE est une suspension subite et momentanée de l'action du cœur, avec suppression des mouvements volontaires. La face est pâle, on ne trouve plus le pouls, les battements du cœur sont faibles et la respiration tout à fait insensible.

Une première précaution urgente, est de placer la tête de la personne prise de syncope sur un plan inférieur à celui sur lequel repose le corps, pour qu'elle ait la tête plus basse que le reste du corps. Si l'accident ne se dissipait pas et que la malade ne reprendrait ni mouvement ni connaissance assez promptement, il faudrait élever en l'air les pieds et les jambes, ainsi que les mains et les bras, de ma-

nière à porter au cœur, et au cerveau ensuite, les
petites quantités de sang qui pourraient se trouver
dans ces extrémités. En même temps, il faut recourir
aux *frictions,* aux *aspersions d'eau froide vinaigrée,*
et aux *inspirations d'eaux spiritueuses et alcoolisées.* Vous le voyez, mes amis, dans ces diverses
circonstances fâcheuses, qui sont le sujet de notre
causerie, votre empressement et votre vigilance à
administrer les soins réclamés par ces différents
états sont l'essentielle condition de succès, et c'est
pour cela que je vous recommande de ne pas vous
laisser arrêter par votre première impression ; effroi,
surprise ou excès de sensibilité. Le sang froid et la
possession de vous-même seront très utiles à vous
et aux autres dans ces tristes occasions.

CHAPITRE XIII

Des Asphyxies par accident.

Si l'homme pouvait être informé à l'avance de tous les accidents qui menacent sa santé ou sa vie, il serait continuellement sous l'empire d'une frayeur bien explicable, tant est nombreuse la série des événements funestes qui peuvent l'atteindre lui et les siens. Les feuilles publiques relatent chaque jour ce qu'on appelle communément les faits divers: incendies, déraillements de chemins de fer, chevaux emportés, inondations, naufrages, chûtes, blessures de toute sorte et de toute origine, et l'expérience qui vous est particulière à vous, mes chers amis, vous apprend qu'il n'y a malheureusement rien d'exagéré dans ces récits. Vous avez été presque tous témoins d'un accident quelconque, et dans ces tristes moments, vous avez souffert cruellement peut-être de ne savoir quel secours porter à votre semblable pour l'arracher au danger qui le menaçait. J'ai pensé que vous seriez heureux de connaître les soins à apporter dans certaines occasions à la suite d'accidents malheureux, et de pouvoir être utile à vos frères en péril.

Asphyxies par le froid. — Lorsque l'hiver venu la température se montre rigoureuse, le ciel inclément, après plusieurs jours de forte gelée, il n'est pas inouï, dans les rues de la ville ou sur les chemins de nos campagnes, sous les climats froids surtout, de relever inertes et sans connaissance les pauvres victimes, jeunes ou vieilles, de la rigueur de la saison. On dit, et c'est vrai : le froid les a asphyxiés. Pour les arracher à la mort, il faut procéder avec de grandes précautions, ramener lentement et progressivement la chaleur, et pour ce faire, *plonger le malade dans la neige en fusion,* et faire les premières *frictions avec cette neige même ;* un peu plus tard, vous faites prendre au malade un *bain d'eau glacée,* et peu à peu et par degrés, vous rendez le bain un peu moins froid, puis dégourdi et enfin tiède. S'il n'y a pas de neige, vous vous servez d'un bain froid chauffé lentement et progressivement. Il faut avoir aussi recours aux *aspersions d'eau froide* sur le *visage, insuffler de l'air* dans les poumons par la bouche de l'asphyxié, lui *chatouiller les narines* et lui faire *respirer de l'ammoniaque* avec précaution et peu à peu. Ces soins doivent être secondés par des *frictions sèches,* des *lavements irritants avec du sel de cuisine,* enfin, quand le malade est un peu revenu à lui, on peut lui faire prendre d'abord une *infusion de tilleul,* et quelques instants après, par doses progressives, un peu de *vin généreux.*

Par le charbon et les miasmes délétères. —
Quand une explosion de gaz, les dégagements de la
vapeur du charbon et les émanations des égouts et
des fosses d'aisance ont déterminé L'ASPHYXIE,
hâtez-vous, mes amis, de rendre au pauvre asphyxié
le jeu de ses poumons, en lui *soufflant de l'air par
la bouche,* mais régulièrement, en *pressant doucement et méthodiquement la poitrine et le ventre,
pour simuler la respiration naturelle ;* faites des
frictions irritantes, c'est-à-dire avec une brosse,
de la flanelle, ou même les mains, jusqu'à ce que
vienne la chaleur et même un peu de couleur à la
partie frictionnée, recourez même à la *flagellation*
pour réveiller la sensibilité et versez de *l'eau bien
froide sur la tête du malade.* Lorque L'ASPHYXIE
est survenue à la suite de chute dans un égout, ou
dans une fosse d'aisance, ont fait respirer du *Chlore,*
et aux frictions irritantes indiquées, on ajoute les
sinapismes et les bains froids. En certaines circonstances douloureuses, il est difficile de se méprendre
sur la véritable origine de l'asphyxie : ou c'est après
une catastrophe que l'on retire le malade d'un air
vicié, ou les traces de charbon ne permettent pas le
moindre doute sur la cause du mal. En ces cas, il
faut mettre le malade au grand air, le déshabiller,
lui tenir la tête levée, faire des *frictions sèches,
des aspersions d'eau froide sur le visage* et essuyer
aussitôt avec des serviettes chaudes ; il faut *frictionner*
en particulier très fortement les *pieds* et les *mains*
et donner des *lavements vinaigrés froids* avec
soixante grammes de *sel de cuisine,* enfin faire respirer de *l'acide acétique concentré* sans négliger

d'insuffler l'air dans les poumons. Prenez garde surtout mes amis, dans ces différents cas, de ne rien faire boire au malade avant que la respiration soit rétablie, vous risqueriez de l'asphyxier complètement.

Par l'Eau. — Les indications pour les soins que réclament ces accidents pourraient porter le nom de secours aux noyés. La première précaution urgente lorsqu'on se trouve en présence d'un malade asphyxié retiré de l'eau, c'est de lui enlever ses vêtements, le coucher dans un lit bas, légèrement chauffé, le chevet un peu élevé, débarrasser la bouche et le nez des mucosités qui les emplissent, faire *respirer* de *l'ammoniaque par les narines et les chatouiller avec une plume.* En même temps vous aurez soin, mes amis, de faire des *frictions sèches,* de mettre des briques chaudes aux pieds du malade, et lui administrer un *lavement* avec cent vingt-cinq grammes de *sel ou de vinaigre.* Une fois la respiration rétablie, les *vins généreux,* les *potions alcoolisées* achèveront la guérison du malade. Si le malade éprouvait des nausées, il serait bon de recourir aux *vomitifs :* *émétique, ipéca,* etc., etc. J'ajouterai à ces indications, mes bons amis, le conseil de ne pas vous décourager, même quand il y a peu d'apparence de succès, et de persister longtemps dans le même traitement. On a vu des noyés ne revenir à l'existence qu'après trois ou quatre heures, et quelquefois plus de soins énergiques et persévérants. Convenez avec moi, mes chers amis, que le bonheur de rendre la vie à son semblable, paie et bien au-delà toutes les peines que l'on a prises à son sujet.

Par la Strangulation. — On vient vous dire quelquefois un tel s'est pendu, on l'a trouvé dans son chai, dans un bois, sur le bord d'une route attaché à une branche d'arbre, à une poutre. Je n'ai pas besoin de vous affirmer que la sotte croyance commune autrefois, qu'il ne fallait pas toucher à un cadavre avant l'arrivée de la justice, était tout simplement un préjugé inhumain et ridicule, répandu par l'ignorance et la poltronnerie. Si par hasard vous vous trouviez en présence d'un malheur de cette nature, coupez la corde du pendu le plus promptement possible, et donnez-lui absolument les mêmes soins que je vous ai indiqués pour les noyés, en insistant principalement sur *l'insufflation de l'air dans les poumons, la respiration artificielle* et *surtout les frictions énergiques.*

CHAPITRE XIV

ACCIDENTS

Blessures, brûlures, morsures et piqûres des animaux et des végétaux.

Blessures. — Les blessures, mes bons amis, peuvent être faites par des armes à feu, des armes tranchantes ou des armes contondantes. Les plus communes sont celles de la seconde espèce pour tous ceux qui manient les outils, les instruments tranchants, mais toutes réclament, de votre part, une attention égale pour les soins que vous y devez apporter.

Lorsqu'une blessure a été faite par une arme à feu et que le projectile est resté dans la blessure, c'est à l'adresse du chirurgien qu'il faut avoir recours pour l'en extraire : c'est une recherche douloureuse mais nécessaire. Les plaies qui en sont le résultat, doivent être pansées simplement avec de *l'eau fraîche additionnée d'un peu d'alcool.* Pour les coupures, déchirures et autres blessures des différentes sortes d'instruments tranchants, il faut donner les *mêmes soins et* se défier de l'eau blanche et des corps gras. Quand ces plaies ont été lavées à grande eau et débarrassées des corps étrangers qui les envenimeraient, il faut rapprocher les bords de la blessure et mettre avec les plus grandes précautions un bandage de toile aussi fine que possible. Si l'artère était atteinte, ce que vous reconnaîtrez, si le sang est vermeil et s'échappe par saccades; vous ferez un lien avec une corde, un mouchoir entre l'artère et le cœur en attendant que le médecin demandé en grande hâte, vienne faire la ligature nécessaire; si le sang est épais, noir, vous pouvez arrêter l'hémorragie avec du *perchlorure de fer* sur un *bourdonnet de charpie*, ou avec de *l'amadou*.

Une autre lésion qui ne présente aucune ouverture est produite par le choc d'un corps sans arête qui puisse faire de déchirures à la peau, sur un corps vivant: ce genre de blessures s'appelle *contusion*. Une chute, un choc violent et subit, en sont ordinairement la cause. Il y a froissement des nerfs et des muscles et un épanchement qui donne lieu à un gonflement plus ou moins considérable. La douleur toujours très vive est suivie d'un engourdissement et d'une espèce de stupeur. *L'eau froide, l'eau blanche, l'eau vinaigrée, l'eau-de-vie camphrée*, la *teinture d'arnica employées en lotions* et en *compresses* aussitôt le choc, doivent apporter un grand soulagement au blessé. Si la chaleur et la douleur se manifestent malgré ces premiers soins, il faut recourir, mes amis, aux *cataplasmes de feuilles de mauve bouillies*, ou de *feuilles d'ache pilées*.

Brûlures. — Les brûlures n'ont pas toutes la même gravité, et s'il en est que vous puissiez soigner vous-mêmes, il y en a beaucoup d'autres dont il vous faut abandonner le traitement au médecin. On considère plusieurs degrés dans les brûlures. Le premier degré ou premier cas consiste dans une inflammation superficielle de la peau : le remède le plus prompt consiste à tremper la partie brûlée *dans l'eau fraîche* ou à la couvrir de *compresses imbibées d'eau froide.* Un deuxième cas de brûlure présente une inflammation accompagnée de phlyctènes : les *phlyctènes* sont de petites ampoules remplies de sérosité. Il faut les *percer avec une aiguille* pour les vider, mais non pas les enlever; on achève le pansement avec des *compresses d'eau blanche.* Troisièmement, la brûlure se complique d'un commencement de désorganisation de la chair; sur les endroits dénudés, on met un peu de *cérat,* sur les autres parties, des *compresses arrosées d'eau blanche.* S'il y a stupeur de la part de la personne brûlée, il faut la rappeler à elle-même, par des *odeurs excitantes* et des *cordiaux puissants.* Quatrièmement, enfin si le derme entier est entamé, de larges *cataplasmes de pommes de terre crues, rapées* ou de *fécule de riz.* Les autres cas plus graves réclament le médecin. Les traitements par le *froid,* les *compresses* ou mieux les *bains prolongés* jusqu'à cessation de la douleur, sont certainement les plus rationnels et les plus avantageux, mais ne sont pas toujours pratiques.

Après les brûlures aussi bien qu'après les autres genres de blessures, il s'établit parfois une mortification de la chair, tantôt avec un écoulement d'humeur qui a une odeur mauséabonde toute particulière, et tantôt sans le concours de cette humeur fétide. Dans le dernier cas vous seriez en présence d'une gangrène sèche. On se trouve bien, dans ces occasions, des *lotions* très fréquentes avec de *l'eau phéniquée* préparée par les pharmaciens, ou encore de l'application sur la gangrène, de la plante appelée *chardon à foulon* (*Dypsacus sylvestris*), que l'on emploie ou cuite, ou crue, en topiques désinfectants et antiseptiques.

Morsures. — Mes amis, il se répand autour de vous, à certaines époques de l'année, des bruits alarmants : on a vu circuler des chiens enragés qui ont mordu beaucoup de leurs congénères. L'HYDROPHOBIE se propage et les cas affreux d'une maladie pour laquelle il n'a pas encore été trouvé de remèdes sûrement efficaces, se multiplient, à la consternation générale. Dès que vous aurez la connaissance d'un de ces faits désastreux, n'hésitez pas, n'attendez pas, conseillez et si vous en avez l'autorité, imposez le seul secours possible, connu jusqu'à ce jour : *agrandir la plaie* avec un instrument tranchant, pour la faire saigner abondamment, *cautériser* jusqu'au fond de la blessure, avec un fer rougi au feu, à plusieurs reprises différentes, s'il est nécessaire. Le *camphre,* l'*éther* et l'*ammoniaque,* sont utilement employés pour faire revenir à lui le malheureux blessé ; la morsure de tout animal enragé, doit être brûlée de la même manière. Plusieurs docteurs se rappelant un remède autrefois préconisé, et que plusieurs expériences récentes ont remis en honneur, conseillent, après la cautérisation dont nous avons parlé, de faire suivre à la personne mordue par l'animal enragé, le traitement qui suit : *Manger chaque matin à jeun deux gousses d'ail cru et deux autres dans la journée ; comme boisson ordinaire, le malade boira de fortes décoctions d'ail, à sa soif et même plus souvent que sa soif.*

La *morsure des serpents ou vipères* exige un traitement moins rigoureux. Quand vous aurez à soigner un blessé mordu par une vipère ou tout autre reptile ou animal venimeux, vous établirez à l'aide d'un mouchoir, si vous n'avez pas la ressource d'autre lien, *une ligature entre le point mordu et le cœur ;* vous ferez avec de *l'eau tiède*, des *lavages abondants* pour favoriser l'écoulement du sang et vous *cautériserez la plaie* avec de *l'ammoniaque.* Pour empêcher ou détruire l'action du venin sur la masse du sang, le blessé *boira* d'abord : de *l'eau additionnée de quelques gouttes d'ammoniaque,* et on lui fera prendre une *potion cordiale de vin,* de *sucre* et de *teinture de canelle.*

Piqûres. — Après les morsures des animaux malsains ou venimeux, il y a des accidents analogues, bien que moins graves dans leurs conséquences ordinaires et qui proviennent de la piqûre de certains animaux et de certains végétaux.

La plus dangereuse de ces blessures est bien celle que fait le *scorpion* dans les pays chauds de nos contrées ; elle détermine une inflammation locale plus ou moins vive, une tuméfaction considérable, de la fièvre, de l'engourdissement, des vomissements, de la douleur et du tremblement partout le corps. Le seul traitement indiqué est *l'ammoniaque, à l'inté-*

rieur, *étendue d'eau*, et *pure* à *l'extérieur*; on termine par des *topiques d'alcool sur les blessures*. Les *abeilles*, les *guêpes* et les *bourdons*, font avec leur dard ou aiguillon, une piqûre suivie du développement d'une petite tumeur ronde, dure, circonscrite, et d'une rougeur tirant un peu sur le jaune. La douleur peut-être très intense, et ses conséquences graves, en particulier, s'il y a plusieurs piqûres; il faut *tâcher de faire sortir les aiguillons* qui sont restés dans les plaies, *laver ensuite avec de l'eau mélangée d'alcool*, et à *défaut d'alcool*, avec de *l'eau fortement salée*, et *laisser sur les blessures des linges trempés dans l'un ou l'autre de ces liquides*. Si la douleur était excessive, il faudrait appliquer sur les blessures trop douloureuses, afin de calmer la souffrance, un linge trempé dans une *décoction* de : trente grammes de *têtes de pavots*, soixante grammes de *feuilles fraîches de jusquiame noire* et soixante grammes *de graines de lin*.

Les piqûres des *araignées venimeuses*, se guérissent avec du *cerfeuil musqué trempé dans du vin*. Celles des *moustiques* et des *taons*, qui ne sont ordinairement que des incommodités, se *lavent* avec de *l'eau salée*, du *vinaigre*, ou de l'alcool qui suffisent à dissiper l'irritation si on a le soin de ne pas se gratter. Enfin, et nous terminerons par là le chapitre des accidents et aussi nos entretiens sur la santé et sur l'hygiène pratique, mes bons amis, les piqûres des *poils de chenilles*, des *orties* ou des *plantes épineuses* analogues, sont combattues par des *lotions* avec de *l'alcool camphré* ou simplement de *l'alcool*.

CHAPITRE XV

Empoisonnements et secours divers qu'ils réclament.

Empoisonnements. — Malgré votre active et paternelle surveillance, vous avez à déplorer, bien souvent, des maladresses ou des imprudences, qui mettent vos enfants et les personnes inexpérimentées de votre entourage, à deux doigts de la mort, et les journaux ouvrent fréquemment leurs colonnes aux tragiques récits d'empoisonnements involontaires ou volontaires, hélas! qui font des victimes presque journalières. L'homme qui peut et qui sait, en de si tristes circonstances, porter à son semblable un secours sérieux et des soins salutaires, est une véritable bonne fortune pour une commune, pour un village; il est, en beaucoup d'occasions, le bienfaiteur de ses frères, et avec un peu d'attention et de bonne volonté, vous pouvez être tous cet homme là, mes chers amis.

Il se peut que vous ayez chez vous, soit comme médicaments, soit pour les usages industriels ou tout autre motif ,des substances délétères dont l'absorption peut causer la mort, et une mort prompte, aux imprudents qui en ont fait usage. Dès que vous serez les témoins de coliques subites et atroces, accompagnées de vomissements ou de haut de cœur extrêmement pénibles, vous pouvez redouter un EMPOISONNEMENT de la personne ainsi soudainement atteinte. A moins que vous ne soyez en présence d'une opiniâtre tentative de suicide, quinze fois sur vingt vous mettez la main sur la substance ou les vestiges de la substance qui a causé l'empoisonnement. Je vous prie alors, mes chers amis, de bien retenir les indications suivantes, pour vous y conformer, dans l'intérêt de la guérison et de l'existence même des malades ; car en attendant le médecin, c'est plus qu'un droit pour vous, c'est un devoir de soulager la victime d'une si terrible imprudence. L'usage des *vomitifs,* pour l'évacuation des matières vénéneuses, est d'abord recommandé, puis l'usage de certains *contre-poisons,* suivant la nature de la substance absorbée. S'il y a plusieurs heures que cette substance a été ingérée, il faut recourir à des *lavements,* composés de trois cents grammes d'eau, douze grammes de *sulfate de soude* ou de *magnésie,* et quinze grammes d'*émétique.*

Alcalis. — Dans le cas d'empoisonnement par les *alcalis,* vous administrerez au malade du *vinaigre,* du *jus de citron,* ou de l'*huile* si vous n'avez rien autre chose à employer, mais le jus de citron ou le vinaigre sont préférables.

Émétique, antimoine. — Les préparations d'*an-*

timoine, *l'émétique*, ou le *tartre stibié*, trouvent leurs antidotes dans les *décoctions d'écorce de chêne*.

Arsenic. — Pour les substances dans lesquelles entre l'*arsenic*, il faut faire absorber à la personne empoisonnée, de *l'eau de chaux, ou du lait en très grande quantité;* surtout du lait, car c'est le contre-poison qu'il est le plus facile de se procurer.

Acide prussique. — Lorsque l'empoisonnement sera dû à l'ingestion de *l'acide prussique*, ou des préparations dont il fait la base, comme l'huile d'amandes amères, l'eau de laurier-cerise, vous ferez respirer de *l'ammoniaque*, et enverrez à la pharmacie la plus voisine, pour qu'on en rapporte l'antidote, une potion composée, connue de tous les pharmaciens, et vous aurez soin, pendant ce temps, de verser de *l'eau froide sur la tête du malade* et de lui mettre aux bras et aux jambes des *sinapismes de moutarde fraîchement écrasée.*

Chaux vive et sels de chaux. — La *chaux vive ou éteinte, les sels de chaux,* peuvent être aussi la cause de nombreux cas d'empoisonnement. Vous avez à choisir entre trois remèdes excellents, *le lait, l'eau de savon,* ou *l'eau vinaigrée* (cent grammes de vinaigre pour un litre d'eau), tous ces antidotes doivent être absorbés en très grande abondance.

On porte des remèdes bien simples, aux empoisonnements occasionnés par *la créosote et les sels d'argent, de cuivre, de zinc et d'étain.* De *l'eau dans laquelle on aura battu des blancs d'œufs* à la proportion de quatre blancs d'œufs, pour mille grammes d'eau, et des *eaux mucilagineuses* de *graines de lin, feuilles de mauve* ou *racines de guimauve,* pour *la créosote, et les sels d'étain et de mercure ;* du *lait* en très grande quantité, pour *le sel de zinc,* des *décoctions d'écorce de chêne ;* et, pour *les sel d'argent,* une *solution* de dix grammes de *sel de cuisine* dans un litre d'eau.

En ajoutant une dernière réflexion que l'EMPOISONNEMENT par le *cloroforme ou l'éther*, se *traite comme l'asphyxie par l'air vicié*, je vous aurai donné, je crois, mes amis, une liste d'empoisonnements assez complète, au moins de ceux auxquels vous pouvez remédier, par des moyens auxquels vous pouvez recourir, et à l'aide des substances qui sont ordinairement à votre disposition et dont l'emploi peut vous être confié sans aucune inquiétude, parce qu'il est sans danger.

La pauvre et fragile humanité ne doit pas seulement aux imprudences de sa curiosité et à ses maladresses, les épreuves et les douleurs de l'empoisonnement; nous n'avons pas toujours la précaution de veiller sur certains aliments, pour en observer la qualité. Le besoin de notre estomac, l'avidité d'une faim prolongée, accrue par un pénible labeur, ou même les préférences de notre sensualité nous font oublier les sages règles de l'hygiène et d'une raisonnable vigilance dans notre alimentation.

Empoisonnement par les Végétaux. — En dehors des mets ordinairement placés sur notre table, nous ou nos enfants, trompés par notre inex-

périence en fait de végétaux, nous nous permettons
parfois de porter à la bouche pour les sucer, pour
les goûter, et même pour les manger, certaines
plantes qui nous paraissent ressembler à d'autres
plantes que nous connaissons. Quelques heures après
il nous arrive d'éprouver les phénomènes suivants :
des coliques, des nausées, des vomissements et des
sueurs froides. Après l'évacuation par les vomitifs,
il nous faut, dans ce cas d'empoisonnement, recourir
aux *boissons mucilagineuses,* dont je vous ai parlé
plus haut. En d'autres circonstances, le végétal
appartient à la funeste famille des narcotiques,
comme la belladone, l'opium, la jusquiame, le pavot,
la digitale, etc., et on reconnaît la nature du poison,
à un état spécial du malade, appelé *narcotisme.*
Les caractères de cet état maladif, sont un engourdissement général, de l'assoupissement, des nausées,
des vertiges, une sorte d'ivresse ou apoplexie, un
délire constant prolongé. L'individu atteint de narcotisme, est sourd, les pupilles sont dilatées, les
yeux gonflés, et le malade éprouve des mouvements
convulsifs. Le premier soin doit être de *faire vomir*
promptement, et de donner des *lavements purgatifs*
très forts si les narcotiques, depuis le temps qu'ils
ont été absorbés, semblent devoir être arrivés dans
les intestins. Puis, on fait boire au malade des
décoctions d'écorce de chêne, du *café excessivement*
fort, il faut aussi recourir à *des frictions irritantes,*
et répandre de l'*eau très froide sur la tête,* comme
dans plusieurs cas d'asphyxie.

Vous n'ignorez pas non plus, mes amis, que les
aliments servis sur vos tables, doivent être l'objet

d'une surveillance prudente, aussi bien pour leur nature que pour leur qualité. Des EMPOISONNE-MENTS d'un foudroyant effet doivent leur cause, bien souvent, à des viandes ou des poissons à demi gâtés, dont on avait dissimulé le commencement de pétrufaction dans un but d'économie mal entendue. Les ménagères doivent être convaincues, que la plus sage et la plus sérieuse économie, est de jeter dehors ces aliments corrompus. Aucun des assaisonnements excitants, qui peuvent tromper le palais et le sens du goût, ne parvient à tromper l'estomac. A de cuisants remords, lorsque l'indisposition éclate, lorsque l'empoisonnement s'affirme, et que la mort menace, viennent s'ajouter des dépenses très onéreuses de médecin et de pharmacien qu'un calcul plus raisonnable aurait pu éviter. Je ne parle pas des santés compromises même après guérison, des fatigues, des anxiétés et des émotions de tous. Ménagères, surveillez donc avec de grandes précautions les aliments présentés par vous à la famille, surtout pendant le moment des grandes chaleurs, et croyez bien qu'il n'y a aucune économie à servir à votre mari, à vos enfants, aux domestiques, à tous les gens de la maison enfin, une nourriture, même simplement douteuse sous le rapport de la fraîcheur et de la salubrité. Lors donc que, par suite d'une erreur, quelqu'un sera atteint devant vous d'un EMPOISONNEMENT dû à l'absorption de matières putréfiées, recourez immédiatement, mes amis, aux *vomitifs* et aux *purgatifs,* et si l'empoisonnement se compliquait de convulsions, servez-vous des *antispasmodiques,* donnez au malade des *bains froids*, et faites lui prendre des *liqueurs alcooliques*.

Les champignons. — S'il m'arrive jamais de faire une histoire des champignons, je n'aurai à offrir à mes lecteurs que des pages bien lugubres, si prisé que soit ce nom vulgarisé des cryptogames, par les gourmets qui les mangent à toutes sauces; il est aussi généralement redouté par beaucoup de gens qui ont, à mon avis, une sage peur de devenir les victimes de leur sensualité. Les douleurs occasionnées par les champignons vénéneux et qui sont, en de trop nombreuses circonstances, les cruels préliminaires de la mort, sont tellement atroces, que les malheureuses victimes de cet empoisonnement conservent, après leur mort, les contractions que la torture imprimait à leur visage. Bref, bien que mon projet ne soit pas, mes chers amis, de vous dégoûter à tout prix des champignons, à part la question du goût, dont il ne faut jamais discuter, ce comestible est trop peu favorable, en somme, à la digestion, et entre en de trop minimes proportions dans l'alimentation saine de l'homme, pour offrir une compensation suffisante aux dangers sérieux que son usage présente en une foule de circonstances. Il faut s'y connaître, dit-on, et quand on s'y connaît, il n'y a rien à craindre. La statistique des victimes nous démontre que, la plupart du temps, ce sont des familles où l'on est connaisseur de père en fils, qui, après avoir, pendant trente et quarante ans, mangé et fait manger des champignons avec une parfaite sécurité, voient un jour leur expérience en défaut,

et périssent victimes d'une erreur improbable, elles
tout entières, avec leurs amis et leurs convives trop
rassurés. La cuiller d'argent, qui doit noircir dans
les champignons qui cuisent lorsqu'ils sont vénéneux, n'est pas non plus un sérieux procédé d'ex-
périmentation. Il serait très imprudent à vous, de
vous en contenter; bien souvent les champignons,
même les plus vénéneux, n'atteignent pas et ne
corrodent pas cette cuiller d'argent; ils ne laissent
sur elle aucune trace de leur terrible poison, et
accomplissent, en dépit de la crédulité populaire,
dans les estomacs trop confiants, leur œuvre de
destruction. Si le malheur vous rendait témoins
d'un cas de cette nature, pendant que vous enverrez
chercher un médecin sans retard, vous *ferez vomir*
le malade avec dix ou vingt centigrammes d'*émétique,* suivant l'âge du malade et la quantité de
champignons absorbés; vous lui administrerez du
café noir très fort, en grande abondance, vous
lui ferez prendre de vingt à trente gouttes d'*éther*
sur du sucre, et enfin, vous *frictionnerez vigoureu-
reusement* partout le corps, avec de *l'eau-de-vie ou
de l'alcool camphré.*

Dans le règne animal, certains produits alimentaires, moins dangereux que les terribles végétaux
dont nous venons de parler, les *moules,* alimentation
très saine ordinairement, des tables modestes;
d'autres mollusques, comme les *huîtres,* les *pelon-
cles,* des crustacés comme le *crabe* et les *crevettes,*
etc., déterminent parfois, peude temps après le repas,
une indisposition de la nature des empoisonnements.
Les moules en particulier, du mois de mai au mois

do septembro, occasionnent des dérangements do santó : on attribue ces accidents à la présence d'un petit crabe qui devient fréquemment leur parasite à cette époque. Ce crabo so nourrit dans la moule, sur elle peut-être, et habite avec elle la même coquille. Quoi qu'il en soit, le malade atteint d'un empoisonnement par les moules, éprouve les symptômes suivants : il ressent de vives douleurs au creux de l'estomac, des tranchées et des étouffements. Le pouls d'abord vif et précipité, devient petit et serré, la face se gonfle et s'enflamme d'une vive rougeur, avec des taches pourpres, semblables à des piqûres do puce, qui font éruption sur le corps en plusieurs endroits, et sont un caractère particulier de l'empoisonnement par les moules. Il y a aussi des sueurs froides, des mouvements convulsifs et du délire. Au début de cette indisposition, quel que soit le mollusque ou crustacé qui ait causó l'empoisonnement, il faut donner un *vomitif puissant,* ou un ÉMÉTO-CATHARTIQUE : quinze centigrammes d'émétique mêlés à douze grammes de sulfate de soude ; *trente gouttes d'éther* sur du sucre. S'il y a grande inflammation, *on mêlera ces trente gouttes d'éther à cent vingt grammes de tilleul.* Vous aurez aussi recours, mes amis, à de *l'eau vinaigrée,* donnée comme *boisson* en grande quantité ; aux *émollients* et *aux bains,* en attendant l'arrivée du médecin, si le mal ne cédait pas aux premiers soins donnés.

J'ai essayó, mes chers amis, dans ces simples causeries familières, de vous indiquer pour le soulagement de vos douleurs et de vos indispositions, les remèdes les plus faciles à trouver, et particuliè-

6

rement parmi les végétaux et les plantes qui croissent autour de vous, dans vos champs, au bord de
vos chemins, auprès de vos maisons et dans vos
jardins. Mais il y a certains médicaments nécessaires
qui n'appartiennent pas au règne végétal, et qui ne
peuvent être commodément ni prudemment laissés
à la disposition de chacun ; c'est pour moi l'occasion
de vous avouer que j'aimerais bien la création de
petites pharmacies communales, placées au chef-
lieu de chaque commune, sous la surveillance d'un
homme prudent et instruit, et dans lesquelles on
trouverait, pour les cas imprévus, certains remèdes
de nécessité première, avec une indication bien
explicite et précise de leur emploi, tracée par le
médecin même qui serait chargé de la composition
de cette pharmacie. Mais ce n'est qu'un désir per-
sonnel et je ne puis que le manifester. A d'autres
plus autorisés le soin de réaliser cet utile projet. Ce
sera un véritable bienfait rendu à la santé et à
l'hygiène publique.

DEUXIÈME PARTIE

LES PLANTES MÉDICINALES

LES PLANTES MÉDICINALES

FAMILLE DES AMPÉLIDÉES (Vinifères de Jussieu).

Le Raisin. — La vigne est assez connue pour n'avoir pas besoin de description ici, elle est le type de la famille des ampélidées ou vinifères; son fruit n'est pas seulement un aliment agréable et sain, il a encore des propriétés médicales, il est *laxatif, mucilagineux* et *pectoral.*

FAMILLE DES ARALIACÉES (de Jussieu).

Le Lierre grimpant (*Hedera helix*) est caractérisé par une tige ligneuse grimpante, munie de crampons. Ses feuilles alternes, luisantes, persistantes et en forme de cœur à la base sont diversement découpées, les fleurs sont d'un vert jaunâtre, ses fruits noirs sont *purgatifs* et *vomitifs.* Le lierre fleurit en octobre, on le trouve attaché aux arbres, aux vieux murs et aux rochers.

6*

FAMILLE DES AURANTIACÉES.

L'Oranger à fruits doux (*Citrus aurantium*), qui est le type de cette famille, est un arbre exotique dont la culture en Europe réclame beaucoup de soins. Il est de moyenne taille, ses fleurs blanches, d'une odeur très-suave, sont ou solitaires ou groupées, et ses fruits d'un jaune d'or, quelquefois rougeâtres, ont une forme arrondie ou ovale et renferment, dans leur écorce même, des *principes toniques et excitants*. Les feuilles, les fleurs, les fruits de l'oranger sont d'un usage utile et quotidien dans la médecine. Autant faut-il en dire du citronnier qui appartient à la même famille et dont le fruit est salutaire par l'acidité de son suc, aux débuts des maux de gorge et des affections du larynx.

FAMILLE DES BÉTULACÉES (Amentacées de Jussieu).

L'Aune commun (*Alnus glutinosa*) est un arbre de la famille des bétulacées, qui s'élève parfois à une grande hauteur; son écorce, d'un vert olive sur les jeunes branches, et d'un brun foncé sur les vieux troncs, est *astringente* et *fébrifuge;* il croît dans les bois humides et sur le bord des eaux. Sa floraison a lieu en mars.

FAMILLE DES BORRAGINÉES (de Jussieu).

La Bourrache (*Borrago officinale*) donne son nom à la famille des borraginées, sa tige est de 4 à 6 décimètres de hauteur; elle est cylindrique, rameuse, hérissée, creuse; ses feuilles d'en bas sont larges et ovales, celles d'en haut oblongues et embrassantes. Les fleurs sont bleues, roses ou blanches. La bourrache fleurit depuis le mois de mai jusqu'à la fin d'octobre. On la trouve dans les cultures, dans les haies, au bord des chemins.

La Consoude (*Symphitum officinale*) est une plante qui atteint depuis 30 centimètres jusqu'à un mètre de hauteur. Sa tige est rayée, forte, rameuse au sommet, velue; sa racine noire ou brune, charnue, rameuse. Les feuilles sont rudes, celles d'en bas larges, ovales, en forme de fer de lance. Les fleurs sont en grappes lâches, terminales, d'un blanc jaunâtre, ou roses ou violacées. La consoude fleurit en mai et juin, dans les prairies humides et au bord des eaux.

FAMILLE DES CÉLASTRINÉES (Rhamnées de Jussieu).

Le Fusain (*Evonymus*) est un arbuste de 2 à 3 mètres, dont les feuilles sont finement dentées, la tige glabre et les fleurs petites, verdâtres et fétides. Il porte des capsules vertes d'abord, et d'un beau rouge ensuite, le plus souvent à quatre angles. Ses jeunes rameaux sont lisses et quadrangulaires. Ses capsules ou fruits sont *émétiques* et *purgatives*. Le fusain est commun dans les bois et dans les haies : il fleurit d'avril à juin.

FAMILLE DES COMPOSÉES(Synanthérées de Jussieu).

L'Absinthe, aluine, herbe sainte (*Artémisia absinthium*), est une plante de la nombreuse famille des *composées*. Elle a une tige qui peut varier en hauteur de 5 à 10 centimètres. Cette tige est dure, sillonnée, velue, blanchâtre et rameuse. Les feuilles de cette plante sont très divisées, soyeuses et argentées en dessous. Les fleurs sont jaunâtres, penchées, globuleuses et placées avec un court pédoncule sur les rameaux. Elle fleurit pendant le mois de juillet et d'août; on la rencontre autour des habitations, des jardins, dans les lieux incultes et sur les rochers. Cette plante est à la fois *tonique* et *vermifuge*. On la prend en infusion, à la dose de 16 grammes de ses feuilles et de ses fleurs desséchées, dans un kilogramme d'eau. La décoction se fait à la dose de 32 à 64 grammes de ces mêmes sommités, dans 500 grammes d'eau. L'absinthe est aussi *excitante* et *fébrifuge*. On peut la semer dans nos jardins aussitôt que la graine est mûre, ou la faire prendre par bouture, en mars ou en octobre.

L'Achillée, mille feuilles, saigne-nez, herbe au charpentier (*Achillea millefolium*), herbe à la coupure. La tige est dressée, velue, rameuse au sommet; d'une hauteur de 3 à 6 décimètres, elle porte en corymbe compact de petites fleurs blanches rosées, les feuilles sont finement dentelées. Cette plante fleurit de juin à septembre, on la trouve dans les prés et dans les lieux incultes. Cette plante est employée pour la guérison des coupures ; en topique et en infusion contre les fièvres.

L'Armoise, herbe de saint Jean (*Artémisia vulgaris*), est une plante odorante, dont la tige a 8 où 10 décimètres. Cette tige est rameuse, sillonnée, rougeâtre. Les feuilles ovales sont d'un vert foncé en dessus, blanches et cotonneuses en dessous. Les têtes florales sont oblongues et les fleurs jaunâtres, et n'ont presque pas de pédoncule. Cette plante fleurit de juillet à octobre. Elle est *tonique, anti-spasmodique, vermifuge et fébrifuge.* On prend de ses sommités pulvérisées, 2 à 4 grammes en infusion, 8 à 16 grammes dans un litre d'eau; en macération, 32 grammes dans un litre de vin blanc. *Sa racine* (d'après le docteur Burdach de Triëbel) *est efficace dans le traitement de l'Épilepsie.* C'est une plante que l'on rencontre dans les lieux incultes.

L'Arnica, bétoine des montagnes, tabac des Vosges, doronic à feuilles de plantain (*Arnica montana*), est une plante herbacée, à feuilles entières opposées, garnie de fleurs jaunes, radiées, nombreuses, arrangées en boules, haute de 2 à 6 décimètres. Sa tige est d'un vert pâle, poilue au sommet. Les feuilles poussent sur cette tige et sans pédoncule. L'arnica est un *vomitif assez énergique,* mais il est surtout recommandé comme *fébrifuge, diurétique,* et on *l'emploie avec succès dans les douleurs de goutte,* comme aussi dans les *chutes* et *les accidents qui résultent d'un choc violent.* L'infusion est de 8 grammes de fleurs dans 500 grammes d'eau.

On prend aussi dans les 24 heures 25 à 30 grammes de la racine en poudre, ou, en décoction : 8 grammes de cette racine ou de la fleur de la plante. On la trouve soit dans les plaines sablonneuses, soit dans les pâturages des montagnes, et en culture dans les jardins. Elle fleurit en juin et en juillet.

La Bardane, ou communément glouteron et herbe au teigneux (*Lappa communis*). Sa tige peut atteindre depuis 1 mètre jusqu'à un mètre 50 ; les fleurs sont égales et purpurines ; les feuilles inférieures, très grandes, sont en forme de cœur à la base, les supérieures sont ovales. Elles sont vertes en dessus et blanches dessous avec ressemblance de toile d'araignée ou de velours. La plante fleurit en juillet et en août, sur le bord des chemins. Sa racine longue et charnue, grosse comme le pouce, est un *sudorifique précieux pour les rhumatismes*. Elle est *très utile* dans les *maladies de la peau, dartres squammeuses* et *furfuracées ;* on a *employé avec succès,* son *suc* et *ses feuilles* pour les *excoriations légères*, la *teigne squammeuse* et les *croûtes de lait.*

La Camomille romaine ou noble(*Anthemis nobilis*) possède une tige rameuse, velue, à feuilles couvertes d'un très léger duvet. Le disque de la fleur est ordinairement jaune. Les feuilles sont étroites et très finement et capricieusement découpées. Les tiges faibles sont souvent couchées; elles peuvent s'élever de 10 à 30 centimètres. La plante est très aromatique, on la trouve dans les moissons où elle fleurit du mois de juin au mois d'août. La camomille

en infusion est très salutaire pour les maux d'estomac. On fait aussi de ses feuilles bouillies des cataplasmes adoucissants dans les cas de coliques
opiniâtres.

Centaurée (grande). (*Centaurea centaurium*).
A une tige qui s'élève souvent à plus d'une mètre ; lle
donne de grandes fleurs jaunes, d'un effet charmant.
Sa racine unique est *amère, tonique* et *sudorifique,*
elle habite les montagnes ; mais la *centaurée chausse-*
trappe, chardon étoilé dans certains pays, est très
commune chez nous, et *plus salutaire* encore que
la première centaurée indiquée. C'est une plante qui
s'élève de 20 à 40 centimètres, sa tige est dressée,
sillonnée, très rameuse et formant buisson. Les
feuilles sont molles, vertes, revêtues d'un léger
duvet et ses fleurs sont purpurines, égales, rarement blanches. On trouve cette centaurée dans les
lieux stériles, sur le bord des routes : elle fleurit
dans les mois de juillet et d'août. C'est un fébrifuge
recommandé.

Le Chardon (*Carduus*) est une herbe dressée, à
tiges plus ou moins ramifiées, à feuilles inégalement
dentées et très épineuses. Cette plante, trop connue
dans les champs où elle fait le désespoir des culti-
vateurs, possède une espèce, le CHARDON MARIE
(*Carduus marianus*), dont la racine a des propriétés
sudorifiques remarquables.

La Chicorée SAUVAGE (*Cichorium intybus*) a
une tige de 4 à 8 décimètres, sillonnée, un peu velue,

aux rameaux tortueux. Les feuilles inférieures sont déchiquetées et leurs nervures hérissées; les feuilles florales plus petites sont embrassantes. Les fleurs situées plus haut, viennent sur le long de la tige sans pédoncule et sont d'un beau bleu, quelquefois cependant blanches ou rosées. La plante fleurit de juillet en septembre; on la trouve dans les lieux incultes et sur le bord de nos chemins. La chicorée s'emploie en infusion pour purifier le sang et exciter l'appétit.

La Laitue CULTIVÉE (*Lactuca sativa*) est une plante tellement répandue dans l'alimentation qu'il serait superflu d'en faire une description. Elle est cultivée et vient aussi autour des habitations. La décoction de laitue est favorable dans les irritations de poitrine et d'estomac.

Le Pissenlit (*Taraxacum*) appelé vulgairement *Dents de lion, Léontadon,* est une plante dont la hauteur varie depuis 1 jusqu'à 4 centimètres; les feuilles placées près de la racine sont oblongues, déchiquetées, ses fleurs sont jaunes. Le pissenlit fleurit presque toute l'année, on le rencontre un peu partout, même dans les chemins. On *guérit les ictères et les obstructions abdominales* en *prenant* environ de 60 à 120 grammes du *suc de ses feuilles.* On peut faire aussi une *décoction très salutaire* avec 30 grammes de feuilles fraîches de pissenlit dans un litre d'eau.

Le Semen-contra n'est pas une plante, mais

un assemblage de fleurs, de fruits, de sommités de
plantes, de ramifications, brisés et broyés, provenant
de différentes armoises, que l'on donne aux enfants
comme *vermifuge,* à la dose de un gramme, et aux
grandes personnes à la dose de 2 à 3 grammes dans
du miel et sur du pain. On en fait aussi une infusion
de 8 à 10 grammes dans 250 grammes d'eau.

Le Séneçon COMMUN (*Senecio vulgaris*) est
une plante molle dans toutes ses parties, presque
charnue ; sa tige est droite, haute de 30 à 35 centimètres, et porte des feuilles épaisses, embrassantes. Ses fleurs sont petites, nombreuses, jaunes,
et les oiseaux font de cette plante un de leurs mets
les plus friands. Ses *feuilles sont utiles dans la
médecine pour les cataplasmes émollients. La décoction de ces mêmes feuilles est aussi très salutaire
dans les maladies de foie.* C'est une plante très
commune, qui fleurit toute l'année dans les lieux
cultivés.

La Tanaisie COMMUNE (*Tanacetum vulgare*)
nommé aussi *tanaise, athanasie, barbotine,* est une
plante vivace, qui atteint parfois plus d'un mètre de
hauteur. Ses feuilles sont divisées en portions découpées elles-mêmes de la même façon ; ses fleurs
petites et réunies en corymbes, sont d'un beau jaune.
La tige est dressée et sillonnée. On trouve cette
plante dans les lieux incultes, sur le bord des routes :
elle fleurit depuis juin jusqu'en août. Les sommités
de cette plante en infusion de 8 à 10 grammes par
litre d'eau, sont amères, toniques et vermifuges.

7

FAMILLE DES CRASSULACÉES (Sempervivées ou Joubarbes de Jussieu).

La Joubarbe des Toits, appelée aussi *artichaut sauvage* ou *artichaut bâtard* (*Sempervivum tectorum*), est une plante à feuilles charnues et arrangées les unes sur les autres, comme des feuilles d'artichaut. Les fleurs roses viennent sur un seul côté de la tige velue et rougeâtre, dont les rameaux sont étendus en parasol, et qui atteint de 30 à 60 centimètres. Cette plante croît sur les toits de chaume, les vieux murs, et fleurit en juillet et en août. La joubarbe est un astringent très utilement employé dans certains cas.

L'Orpin qui prend divers noms populaires : *herbe à la coupure, reprise, joubarbe des vignes, orpin commun,* est le *sedum telephium*, dont la tige rougeâtre s'élève de 60 à 80 centimètres. Ses feuilles, d'un vert pâle et creusées en canal, sont dentées, oblongues et glabres. L'orpin porte ses fleurs en têtes serrées ; les pétales, légèrement épanouis au sommet, sont d'un rouge clair, bordé de blanc. L'orpin fleurit au mois d'août et au mois de septembre; on le trouve dans les champs, les vignes et les haies; *ses propriétés vulnéraires sont très renommées.* L'orpin est mis en usage comme topique dans les coupures et déchirures des chairs.

FAMILLE DES CRUCIFÈRES (de Jussieu).

La Barbarée, appelée, suivant les pays, *herbe de Sainte-Barbe, herbe au charpentier, julienne* *jaune, rondotte* (*Barbarea communis*), prend place dans la famille des crucifères. Plante de 3 à 8 décimètres, sa tige est dressée, anguleuse, rameuse au sommet ; les feuilles sont luisantes et quelquefois violacées en dessous ; les fleurs jaunes sont groupées en grappes cylindriques, les rameaux sont étalés et dressés, mais n'atteignent pas la hauteur de la tige principale. Cette plante, dont la racine est détersive, aime les lieux frais, humides, le bord des fossés, et fleurit d'avril à juin. Les racines de cette plante s'emploient en infusion et en décoction.

Le Cochlearia ou *herbe aux cuillers,* est une petite plante, presque couchée ; ses feuilles sont lisses, un peu charnues, et ont une saveur âcre et piquante ; les feuilles radicales, à long pédoncule, se recourbent en cuiller. La plante acquiert une longueur de 10 à 20 centimètres ; elle est d'un vert gai, glabre, odorante ; ses fleurs blanches sont assez grandes ; elle croît sur les bords de la mer, et fleurit du mois de mai au mois de juillet. Le cochlearia est antiscorbutique.

Le Cresson (*Nasturtium officinale*). Les tiges ne s'élèvent pas à plus de 40 centimètres, et sont rameuses, creuses, très tendres. Les feuilles remplies de suc, sont ovales. Les fleurs, petites, blanches, forment des grappes terminales. Le cresson se rencontre dans les ruisseaux et les fontaines ; il fleurit de juin à septembre. Le cresson est recommandé pour purifier le sang, et dans toutes les indispositions scorbutiques.

Le Cresson ALÊNOIS (*Lepidium sativum*) *passerage,* est une plante qui s'élève à 30 centimètres de hauteur, aux feuilles oblongues profondément découpées. Les fleurs blanches sont très petites et échancrées à leur sommet. Le cresson alênois est cultivé, sa floraison a lieu en juin et en juillet. Ce cresson est aussi antiscorbutique.

La Moutarde NOIRE (*sinapis nigra*) est une plante très commune dans les champs, dans les endroits pierreux et au bord des eaux. La tige légèrement velue s'élève à 1 mètre environ ; ses feuilles sont grandes, un peu charnues et rudes. Ses fleurs, très petites, jaunes, forment des grappes longues ; ses graines sont noires au dehors et jaunes à l'intérieur. La moutarde noire fleurit en juin et en août. La graine de cette plante pulvérisée est un rubéfiant très connu, et un épispastique très communément employé.

La Moutarde BLANCHE (*Sinapis alba*), d'une hauteur de 50 centimètres environ. La tige est peu rameuse, les graines sont blanchâtres ou jaune clair, et deux fois aussi grosses que celles de la moutarde noire ; les fleurs sont jaunes aussi, et les feuilles très divisées. On la trouve dans les moissons : sa floraison a lieu en juin et juillet. La graine de cette plante, à la dose de 15 à 30 grammes, le soir en se couchant, procure sans douleur des évacuations naturelles.

Le Raifort (*Raphanus sativus*) dont la tige s'élève

à 6 ou 8 centimètres en moyenne, droite, rameuse, cylindrique et hérissée de poils courts, est caractérisé par sa racine en forme de fuseau ou de tubercule, et varie de couleur et de dimension d'après les différentes cultures qu'on lui donne. Il fleurit en mai et en juin.

Erysimum VELAR, plus connu sous les noms de *tortelle, velar, herbe au chantre,* a reçu en botanique le nom de *sysimbre officinal.* C'est une plante de 40 à 80 centimètres de hauteur ; la tige est robuste, anguleuse, dure et velue. Les fleurs, de couleur jaune, sont très petites et retombent en grappes grêles ; la plante aime les décombres, le bord des chemins : elle fleurit de juin à septembre.

FAMILLE DES CUCURBITACÉES (de Jussieu).

La Citrouille qui porte, suivant les pays, différents noms : *courge, potiron, patisson, giraumont, gourde,* a des tiges velues, rameuses, rampantes ; les feuilles, en forme de cœur, larges, rugueuses ; les fleurs sont jaunes et grandes. Le fruit est très gros, charnu, arrondi, légèrement aplati, il affecte toutes sortes de formes. Il fleurit en juin et août, dans les jardins, les champs et les cultures.

Les graines, écrasées et additionnées de miel, sont utilement mises en usage contre les vers et le tœnia.

Concombre (*Cucurmis*), plante à tiges rugueuses, accompagnées de vrilles ; ses feuilles sont en forme de cœur ; ses fruits sont oblongs, un peu arqués ;

les fleurs sont jaunes et paraissent de mai à juillet. La chair du fruit est une pulpe blanche aqueuse et fade ; elle *sert très avantageusement pour calmer la douleur des brûlures. Ses graines font des émulsions calmantes.* Les fleurs sont jaunes et paraissent de mai à juillet. Le cornichon, connu sur nos tables, est une variété verte de concombre.

FAMILLES DES CUPRESSINÉES (Conifères de Jussieu).

Genévrier. — Le genévrier est un arbrisseau qui s'élève d'un à 5 mètres, suivant les variétés ; ses feuilles sont linéaires, raides, aiguës, étalées et d'un vert bleuâtre ; les fruits sont d'un violet bleuâtre et en forme de boule, et contiennent deux ou trois noyaux triangulaires un peu aigus. On fait des *boissons toniques de ces baies* en en faisant macérer 50 grammes dans 150 grammes d'eau chauffée à 30 degrés pendant vingt-quatre heures.

FAMILLE DES CUPULIFÈRES (Amentacées de Jussieu).

Le Chêne ROUVRE (*Quercus robur*) fournit une *écorce* qui, séchée et mise en poudre, *sert à panser les ulcères atoniques* et possède des *propriétés vermifuges ;* dans cette espèce, les pédoncules qui portent le fruit sont plus courts que les pétioles des feuilles. Le CHÊNE (*quercus*) qui est un arbre commun dans nos forêts, prend pour cette raison le nom de chêne commun : il s'appelle aussi, suivant les contrées : *gravelin, chêne à grappes.* A cinq ans il peut avoir 3m 30 de hauteur. Cet arbre est assez connu en France pour n'en pas exiger une complète description : *l'écorce de cet arbre est astringente.* Les pédoncules qui supportent le fruit ou gland de cette espèce sont très longs.

FAMILLE DES DIPSACÉES (de Jussieu).

La Cardère. — Vulgairement, *chardon à foulon, chardon à bonnetier,* et autrefois *cuvette de Vénus.* LA CARDÈRE (*Dipsacus fulonum*) est une plante qui se distingue par un réceptacle chargé de paillettes raides, terminées par une épine qui se recourbe au sommet, ce qui donne à la tête de la cardère l'aspect d'une brosse épineuse, de forme ovale et arrondie ; la fleur est lilas, affectant la forme d'un gobelet étroit et profond, à évasement irrégulier et rappelle les fleurons des mufliers : la plante est glabre, atteint une hauteur de plus d'un mètre ; elle est cultivée dans le nord et le midi de la France et fleurit en juillet et en août : elle vient spontanément sur les bords des chemins et dans les lieux incultes : ses racines sont *diurétiques* et *sudorifiques.*

La Scabieuse SUCCISE (*Icabiosa succisa*) appelée vulgairement, *mors du diable, herbe de Saint-Joseph,* est une plante dont la hauteur atteint depuis 50 centimètres jusqu'à un mètre. Sa racine est tronquée, noirâtre ; la tête florale est de forme arrondie ; les fleurs toutes égales sont bleues, violettes, roses, rarement blanches ou jaunâtres ; les feuilles inférieures oblongues, ordinairement glabres, quelquefois très poilues et plus arrondies ; les supérieures sont lancéolées, souvent dentées. La tige est dressée, raide, plus ou moins pubescente vers le haut. Elle croît dans les terrains humides, bourbeux ou argileux, les prés, les bois, et fleurit d'août en octobre. La scabieuse est astringente, amère et dépurative.

FAMILLE DES DROSÉRACÉES.

Le Rossolis A FEUILLES RONDES (*Droséra rotundifolia*), est une drosère connue sous le nom vulgaire de *Rossolis* ou *Matagons*. Cette plante dont la souche souterraine atteint d'un à 2 centimètres, a ses feuilles arrondies et le pétiole ou support velu, plus long que les feuilles situées en rosette tout autour de la racine : le pédoncule ou support des fleurs qui sont blanchâtres, atteint une longueur de 10 à 20 centimètres et est trois fois plus long que les feuilles ; celles-ci sont revêtues de poils très irritables, et qui suintent des gouttelettes de sueur visqueuse ; ces poils semblables à des cils rougeâtres se ressèrent au moindre contact, et souvent retiennent prisonniers, en se contractant, les insectes qui se sont reposés sur ses feuilles. C'est du mois de juin au mois d'août que fleurit cette plante que l'on rencontre dans les terrains marécageux. Cette plante en infusion, était très employée jadis dans les cas de fièvre et d'hydropisie.

FAMILLE DES ÉRICACÉES (de Jussieu).

La Busserole, RAISIN D'OURS (*Arbutus uva ursi*). Cette plante est un sous-arbrisseau couché que l'on rencontre dans les pays montagneux, en particulier au mont Cenis. Ses feuilles sont persistantes, coriaces, luisantes, ses fleurs blanches à gorge de corolle rouge, se présentent en grappes et ses fruits aussi en grappe et d'un beau rouge, sont, dit-on, une friandise dont les ours sont très gourmands. Les feuilles presque semblables à celles du buis, persistent pendant l'hiver. La tige varie en élévation, de 30 centimètres à un mètre; elle est écailleuse, la racine est rampante. Cette plante fleurit d'avril en mai, et donne ses fruits au mois d'août; elle croît dans les régions méridionales de l'Europe et dans presque toutes les contrées montagneuses de la France. Ses *feuilles diurétiques sont employées aussi dans les diarrhées atoniques et dans les maladies où l'on doit craindre la formation du calcul ou gravier.*

FAMILLES DES FOUGÈRES (de Jussieu).

Le Capillaire ou ADIANTE, *cheveu de Vénus* (*Adianthum capillus veneris*) appelé aussi *capillaire de Montpellier*, est une plante qui habite les endroits couverts et humides du midi de l'Europe et du nord de l'Afrique; les feuilles, réunion de parties de feuilles lancéolées et linéaires, supportées par des pétioles, sont d'une longueur de 25 à 30 centimètres; elles sont glabres, d'un beau vert et exhalent un léger arôme. Leurs *propriétés sont connues en médecine pour certaines affections de la poitrine.* Cette plante fleurit en juin et en juillet, on la rencontre dans les terrains humides et ombragés, presque par toute la France. On la prend par infusion de 16 grammes dans 1 kilogramme d'eau.

La **Fougère** MALE (*Polypodium filix mas*) est une plante fort commune dans tous les bois humides de notre pays ; ses feuilles s'étendent depuis 50 centimètres jusqu'à un mètre ; sa tige est chargée d'écailles brunes ; les feuilles et parties de feuilles sont glabres en dessous ; la racine a une odeur désagréable et nauséabonde. Cette fougère est dans sa vigueur du mois de juin au mois de septembre, dans les bois, chemins ombragés, haies et buissons, presque par toute la France. Cette plante est surtout *vermifuge*.

FAMILLE DES GENTIANÉES (de Jussieu).

La **Petite centaurée** (*Erythræa centaurium*) est une plante dont la hauteur de la tige varie de 20 à 60 centimètres ; cette tige glabre, a quatre angles et des rameaux divisés en deux au sommet. Ses feuilles sont ovales, sans pétiole, et à trois ou cinq nervures ; les fleurs réunies à la tête en faisceaux sont roses et quelquefois blanches ; on la trouve dans les bois, les pâturages, les lieux humides, les pelouses de collines calcaires où elle fleurit de juin à septembre. 16 à 32 grammes de *sommités fleuries* en *décoction* dans 500 grammes d'eau, *forment un excellent fébrifuge*.

La **Centaurée chausse-trape** (*Centaurium calcitrapa*), nommé aussi *chardon étoilé*, a une tige de 50 à 80 centimètres, poilue, anguleuse et très rameuse, formant buisson; les feuilles sont vertes, celles d'en bas très divisées, celles d'en haut, souvent entières; elles sont molles et couvertes d'un léger duvet. Les fleurs toutes égales, sont d'un rouge pourpre et très rarement blanches, la racine est épaisse. On trouve cette plante, qui fleurit de juillet à septembre, dans les lieux incultes et sur le bord des chemins. *On emploie les fleurs* de cette plante, à la dose de deux fortes poignées bouillies dans un litre et demi de vin blanc, *contre les fièvres intermittentes.* C'est une boisson dont on boit un verre au moment où l'accès de fièvre est sur le point de prendre le malade, d'après les symptômes.

La Gentiane jaune ou GRANDE GENTIANE (*Gentiana lutea*) est une plante qui atteint plus d'un mètre. Ses feuilles sont ovales, lisses et munies de cinq à sept nervures qui se réunissent par le haut; les feuilles qui croissent à la racine, sont grandes et pétiolées, celles du milieu de la tige embrassent cette tige de leur base. La racine est longue, cylindrique, épaisse, rameuse. La tige dressée dès la base est forte, simple et creuse; les fleurs, d'un beau jaune, occupent la moitié supérieure de la plante. De la *racine, 5 à 8 grammes par décoction ou par macération* dans un litre d'eau, *forment une salutaire tisane contre la fièvre.* Cette plante croît dans les régions des sapins, et un peu au-dessous dans les pays montueux : elle fleurit en juillet et en août.

La Gentiane croisette (*Gentiana cruciata*) élevée de 20 à 60 centimètres, possède une tige anguleuse et courbée capricieusement ; les feuilles allongées aux bords, un peu enroulées souvent à leur base
en forme de graine, ont trois ou cinq nervures. Les
fleurs sans pédoncule entourant la tige par anneaux,
sont très rapprochées ; à l'extérieur elles sont d'un
bleu gris, et d'un beau bleu à l'intérieur. Les *infusions de cette plante* sont *très toniques et très
fébrifuges ;* elle fleurit de juin à août, dans les
collines pierreuses, les prés et les bois.

FAMILLE DES GRAMINÉES (de Jussieu).

Le Chiendent COMMUN (*Cynodon dactylon*)
est trop connu pour que son entière description
soit nécessaire. Les tiges atteignent de 20 à 40 centimètres, elles sont rameuses ; les feuilles en forme
d'étroits rubans sont courtes, raides, d'un vert
glauque, et velues en dessous. Dans tous les terrains
sablonneux, le chiendent fleurit de juillet en septembre. Ses *racines lavées, pelées, séchées, sont employées en décoctions diurétiques et apéritives.*

L'Orge COMMUNE ou *épeautre,* ou *orge carrée
du printemps* (*Hordeum vulgare*), est une céréale
bien connue, qui *entre, comme émollient* en *farine*
et *comme boisson rafraîchissante, en tisane* dans la
série des médicaments végétaux. On en fait bouillir
32 grammes dans un litre et demi d'eau.

Le Riz qui croît dans les terrains marécageux, est

aussi une céréale *émolliente*, dont la farine appliquée sur les inflammations provenant de divers genres de blessures, procure un précieux soulagement ; tout le monde sait aussi que la *décoction du riz est une tisane astringente*, fort en usage dans le cas de diarrhée.

FAMILLE DES GROSSULARIÉES (de Jussieu).

Le Cassis ou GROSEILLER NOIR (*Ribes nigrum*) est un arbrisseau d'environ un mètre d'élévation, dont les feuilles sont découpées en trois ou cinq parties ponctuées en dessous, et dont les fleurs, d'un blanc verdâtre, sont rouges en dedans. Les baies ou fruits sont noirs et aromatiques. Les *feuilles en infusion sont salutaires contre les douleurs d'estomac* : il fleurit en avril et en mai, dans les jardins et les parcs, où plusieurs espèces sont cultivées pour leurs fruits et pour leur feuillage.

FAMILLE DES HIPPOCASTANÉES
(Faisant partie des ERABLES de Jussieu).

Le Marronnier d'Inde (*Æsculus hippocastanum*) est un arbre dont les feuilles sont d'un vert gai, digitées à sept petites feuilles oblongues doublement dentées. Fleurs en pyramide dense et dressée ; la tête de l'arbre est ovale, pyramidale, touffue ; les fleurs sont odorantes, grandes et d'un blanc rosé. Il est cultivé comme arbre d'ornement, et fleurit en mai. L'écorce de cet arbre est fébrifuge, administrée en infusion.

FAMILLE DES HYPÉRICINÉES (Millepertuis de Jussieu).

Le Millepertuis PERFORÉ (*Hypericum perforatum*), vulgairement *chasse-diable, herbe de la Saint-Jean, herbe à mille trous,* est une plante dont la tige peut s'élever de 30 à 80 centimètres, droite, sans poils, arrondie et légèrement ailée sur deux faces. Les feuilles n'ont pas de pétiole, ont des nervures et sont toutes parsemées de points transparents ; les fleurs sont jaunes, assez grandes et épaisses, en forme de pyramide. La plante fleurit de juin à septembre. On la rencontre dans les prés et les bois, les haies, les terrains sablonneux et les lieux secs, frais ou humides. *L'huile d'olive dans laquelle on a fait macérer des fleurs de millepertuis, est bonne pour les contusions, les blessures et les brûlures. L'infusion de millepertuis,* 8 à 16 centigrammes de fleurs par litre d'eau, *est vermifuge, et s'emploie aussi pour laver les blessures fraîchement faites.*

FAMILLE DES ILICINÉES (Rhamnées de Jussieu).

Le Houx COMMUN (*Ilex aquifolium*), vulgairement *corsier, écouja,* est un arbrisseau élevé, toujours vert; ses rameaux, comme ses feuilles sont lisses, verts et luisants; ses feuilles sont coriaces, aiguës, ondulées, armées de dents raides et épineuses; les fleurs, d'un blanc rosé, ont de courts pédoncules et forment de petits bouquets. Le houx fleurit en mai et en juin : on le rencontre dans les bois, les haies, les montagnes. Ses fruits ou baies sont d'un rouge vif à la maturité. *La décoction des feuilles de houx est employée contre la goutte, et surtout contre les fièvres intermittentes.*

Le Houx VOMITIF (*Ilex vomitoria*), vulgairement connu sous le nom *d'Apalachine*, est un arbrisseau de forme pyramidale. *L'Apalachine* ou APA-LANCHE est un arbre qui est originaire de l'Amérique septentrionale. On peut trouver dans le commerce *ses feuilles qui sont vomitives ;* elles ont aussi la propriété de causer une sorte d'enivrement lorsqu'on en fait une infusion après qu'elles ont été grillées.

FAMILLES DES LABIÉES (de Jussieu).

L'Hysope OFFICINALE (*Hyssopus officinalis*) est une plante de 20 à 50 centimètres, herbacée, rameuse presque dès la base ; la tige est légèrement velue, presque ligneuse, à rameaux effilés. Les feuilles sont allongées, ponctuées et sans poils ; des anneaux de fleurs forment épis situés d'un seul côté; les fleurs sont bleues, très rarement rouges ou blanches. Les *sommités fleuries* de l'hysope *sont utiles en infusion, comme diurétiques, toniques* et *facilitant l'expectoration.* Cette plante, d'une odeur très agréable, fleurit en juillet et en août et croît spontanément sur les lieux secs, sur les murs et sur les rochers.

Le Lierre terrestre (*Glecoma hederacea*), appelé

aussi *herbe Saint-Jean,* est une plante de 20 à 50 centimètres, dont la tige est grêle, souvent couchée, à rejets rampants, à rameaux nombreux, les uns fleuris et dressés, les autres stériles, couchés et très allongés parfois. Les feuilles sont molles, en forme de cœur à leur base, arrondies, bordées de crénelures, d'un vert gai ou sombre des deux côtés, toutes pétiolées et plus ou moins velues. Les fleurs bleues ou d'un violet clair, à tube allongé, à deux lèvres tachetées, la supérieure découpée en deux et l'inférieure en trois parties, se dirigent toutes du même côté et se présentent à toutes les aisselles formées par les feuilles sur la tige et sur les rameaux. Cette plante croît abondamment dans les bois ombragés, au bord des haies, le long des vieux murs et dans les prairies : elle fleurit depuis le mois de mars jusqu'au mois de juin. *On fait des infusions expectorantes avec les fleurs du lierre terrestre.* Les feuilles de lierre terrestre chauffées au four, sont très salutaires contre les rhumatismes ; on enveloppe à nu, dans un sac rempli de ces feuilles sortant du four, le membre rhumatisé : la sueur provoquée enlève la douleur.

La **Mélisse** OFFICINALE appelée aussi *citronelle* (*Mélissa officinalis*), est une plante dont la hauteur varie de 60 centimètres à un mètre. Elle est un peu velue ; la tige est droite, rameuse, carrée, dure et fragile. Les feuilles, d'un vert gai, ovales, crénelées, et en forme de cœur à la base, présentent souvent des fleurs à leur point de jonction avec la tige ; aux extrémités de la tige ou des rameaux, ces fleurs forment une grappe. Elles sont d'abord jaunes, puis blanches et quelquefois maculées de rose. *Les feuilles* de cette plante, *administrées en infusion, sont excellentes pour les maux d'estomac.* La mélisse officinale fleurit de juin à septembre et on la rencontre dans les lieux frais : haies, murs, bois ou buissons.

. **Le Romarin** OFFICINAL (*Rosmarinus officinalis*) est un arbrisseau qui atteint parfois jusqu'à un mètre de hauteur. La tige est ligneuse, dressée, très rameuse. Les feuilles sont linéaires, coriaces, persistantes, nombreuses, rapprochées ; au sommet de la tige et des rameaux, elles sont blanches ou d'un bleu pourpré. La plante exhale une odeur forte assez agréable. Les *lavements d'infusion de sommités de romarin, sont très salutaires contre les coliques venteuses.* La hauteur ordinaire de cette plante est de 60 centimètres à un mètre; elle fleurit du mois de mars au mois de mai. On la trouve sur les rochers, les coteaux arides et les landes voisines de la mer.

La Sauge OFFICINALE (*Salvia officinalis*) a une tige dure à la base, presque ligneuse et couverte de poils, produisant des rameaux blanchâtres et s'élevant de 50 à 60 centimètres environ; les feuilles sont ovales et laineuses, oblongues, rugueuses, finement dentées, cotonneuses dans leur jeunesse; les fleurs, d'un rose lilas ou bleues ou blanches, se présentent en anneaux de six à douze fleurs. Cette plante *extrêmement excitante et tonique, s'emploie en infusions* *dans les affections de l'estomac ;* elle fleurit de mai à juillet et se rencontre dans les lieux secs et stériles, près des murs et sur les rochers.

FAMILLE DES LILIACÉES (de Jussieu).

Ail (*Allium sativum*). Est une plante alimentaire de la famille des liliacées. Il est assez vulgarisé pour ne pas nécessiter une description ; la hauteur de sa tige varie de 3 à 6 décimètres suivant les climats. *Les propriétés médicales vermifuges et autres de son bulbe* sont connues depuis une haute antiquité ; il fleurit en juillet et en août, dans les champs et les vignes.

L'Aloès est une substance résineuse *très amère, tonique* et *purgative,* employée en médecine et formée par le suc des feuilles épaisses et charnues de la plante Aloès, originaire des Indes. Cette plante est caractérisée par la réunion à la base des feuilles charnues, radicales, à bords dentés et piquants ; du milieu des feuilles s'élève un épi de fleurs rouges. L'aloès est *tonique,* à la dose de 5 à 20 centigrammes en poudre, et *purgatif de* 30 à 140 centigrammes.

Asperge (*Asparagus officinalis*), de la famille des liliacées, est une plante de 30 centimètres à 1ᵐ50 de hauteur. Sa tige est grêle, lisse et très rameuse. Cette plante, parfaitement connue et très commune dans nos pays où elle est l'objet d'une culture productive, a des *propriétés sédatives,* et sa *racine est un puissant diurétique:* elle fleurit en juin et juillet.

L'Oignon (*Allium cepa*) est une plante analogue à *l'Allium sativum* et qui s'élève de 60 à 80 centimètres environ. Son bulbe est formé de tuniques charnues à l'intérieur, membraneuses à l'extérieur; il est ou sphérique ou ovale et volumineux, et s'emploie comme *rubéfiant lorsqu'il est cru* : la *cuisson permet d'en faire un cataplasme émollient*. Ses fleurs disposées en ombelles sphériques sont blanches, verdâtres ou rosées et s'épanouissent pendant le mois d'août, dans les champs et les jardins.

Le Poireau (*Allium porrum*) a une tige droite, ferme, cylindrique, feuillée dans sa moitié inférieure, et possède un bulbe simple et allongé. Ses feuilles sont planes, linéaires, élargies, aiguës et un peu glauques. Les fleurs roses, nombreuses, forment une tête arrondie, et chacune produit une petite capsule qui renferme plusieurs semences du poireau, presque rondes. *On fait avec du jus de poireau et du sucre un sirop contre la coqueluche, et avec une infusion des feuilles* on *peut donner de très bons lavements.* Il fleurit dans les cultures, du mois de juin au mois d'août.

La Parisette (*Paris quadrifolia*) est une plante herbacée, dont la tige s'élève de 20 à 30 centimètres. On l'appelle vulgairement, *herbe à Paris, raisin de renard, étrangle-loup.* La tige se termine au sommet par quatre feuilles à trois ou cinq nervures. Du centre de ces feuilles, se dresse un pédoncule grêle qui supporte une fleur solitaire, dressée, grande et verdâtre, la plante est dépourvue de poils. Elle porte des baies grosses d'un noir bleuâtre, les graines sont brunes et rugueuses. La *racine* de la Parisette est *émétique*. Cette plante croît dans les lieux humides et ombragés et fleurit pendant le mois de mai.

FAMILLE DES LINÉES (de Jussieu).

Le Lin commun (*Linum usitatissimum*) offre une tige simple, un peu rameuse vers le sommet, droite, dépourvue de duvet, mais garnie de feuilles et s'élevant de 40 à 60 centimètres. Les feuilles sont allongées, lancéolées à trois nervures, planes, linéaires et lisses sur leurs bords. La racine est grêle et n'émet qu'une seule tige dressée ; les fleurs sont bleues, grandes et disposées en corymbe. Les *semences* de cette plante *donnent en infusion une boisson rafraîchissante* ou *des lotions émollientes : on compose avec la farine de cette même graine des cataplasmes bien connus.* Le lin commun, qui fleurit du mois de mai au mois d'août, se rencontre dans les moissons et les cultures.

Le Lin purgatif (*Linum catharticum*), qui n'atteint que 20 centimètres, a sa tige grêle, droite et divisée en deux au sommet; les feuilles opposées, oblongues et planes, n'ont qu'une nervure et sont bordées d'aiguillons très fins; les fleurs sont blanches, petites, en corymbe et penchées avant l'épanouissement. Ce sont *les feuilles* de cette plante, *prises en infusion*, qui *sont purgatives*. Le lin purgatif fleurit de mai à septembre, il se rencontre dans les prés, les bois et les pelouses des plaines et des montagnes.

FAMILLE DES MALVACÉES (de Jussieu).

La Guimauve officinale (*Althœa officinalis*) se présente avec une tige de 60 centimètres à 1ᵐ50 et au-dessus : cette tige est peu rameuse, dressée, dure et velue. Ses feuilles en forme de cœur sont molles, soyeuses, blanches, veloutées, et à trois ou cinq divisions peu profondes ; la racine est charnue, blanche, en forme de fuseau ; les fleurs sont d'un blanc rosé ; les *propriétés émollientes de la racine et des feuilles* de cette plante *sont très appréciées en médecine*. La guimauve fleurit de juin à septembre ; on la trouve dans les prés, les fossés et les lieux humides.

La Mauve (*malva*) est une plante à tige droite et rameuse, de 50 centimètres à un mètre, couverte de poils courts ; à fleurs grandes et roses, fleurissant de juin à septembre, au bord des bois, dans les haies et pâturages, c'est la mauve alcée. La mauve musquée se distingue de la précédente en ce qu'elle aime les lieux secs et sablonneux, en ce que ses fleurs roses ont un peu l'odeur du musc, et en ce qu'elle fleurit dès le mois de mai, sur une tige de 80 centimètres au plus. Émollient très utile dans les inflammations phlegmoneuses.

La Petite Mauve *Fromagère, Fromageon* ou *mauve à feuilles rondes,* possède une tige de 30 à 50 centimètres, plus ou moins couchée, velue et rameuse ; les feuilles sont arrondies, les fleurs blanches ou rosées ; elle fleurit de mai en octobre et se rencontre dans les lieux incultes. Enfin la *mauve sauvage* ou *grande mauve,* dont la tige s'élève de 40 centimètres à un mètre environ, parsemée de poils étalés, présente des fleurs purpurines, veinées et passant au violet en se desséchant ; elle fleurit comme la précédente, à la même époque et dans les mêmes terrains. *Toutes les mauves ont des propriétés laxatives, émollientes et adoucissantes.*

FAMILLES DES MORÉES (Urticées de Jussieu).

Le Figuier COMMUN (*Ficus carica*) est un arbre à suc laiteux, qui croît dans les pays chauds et dans le midi de l'Europe. Ses *fruits* connus partout sont *émollients* et *laxatifs,* on les emploie en *décoction* et en *gargarisme* dans les *maladies de la poitrine et de la gorge ; une tisane très appréciée, se compose de lait chaud dans lequel on fait bouillir quelques figues.*

Le Mûrier noir (*morus nigra*) est un arbre dont la cime est large et étalée et dont le tronc est revêtu d'une écorce noirâtre. Ses feuilles, dentées en scie, sont rudes au toucher et hérissées en dessous ; ses fruits, d'un pourpre presque noir, présentent l'aspect de grosses framboises. On les emploie contre les *inflammations de la gorge en sirop, ou en tisanes* *rafraîchissantes. Ses racines sont âcres, amères, purgatives et vermifuges;* il fleurit en mai et donne ses fruits au mois de juillet et au mois d'août, suivant la latitude de sa culture.

FAMILLE DES MYRTACÉES (Myrtées de Jussieu).

Le Grenadier COMMUN (*Punica granatum*) est un arbrisseau qui s'élève souvent à plus de 6 mètres. Ses feuilles sont lancéolées, lisses et sans poils, et ses fleurs écarlates. On donne à ces fleurs le nom de Balaustes. *L'écorce du grenadier et sa racine* sont essentiellement *vermifuges.*

« On administre cette dernière en poudre à la
« dose de 2 à 5 ou 6 grammes. Mais contre le tænia
« ou vers solitaire, on fait bouillir de 60 à 65 grammes
« d'écorce fraîche de cette racine, dans 750 grammes
« d'eau qu'on fait réduire au tiers; cette décoction
« se prend en trois doses, à une heure d'intervalle
« l'une de l'autre. Si le vers solitaire n'est pas rendu,
« ce qui est rare, le lendemain on donne un purgatif.
« Ce traitement peut être suivi trois fois dans l'es-
« pace de huit jours, s'il est nécessaire. » *L'écorce du fruit* du grenadier est *fébrifuge,* on peut l'employer en *décoction.* Le grenadier fleurit de juin en juillet dans les contrées méridionales.

Le Myrte COMMUN (*Myrtus communis*) est un arbrisseau qui peut atteindre 2 mètres. Ses feuilles sont lancéolées, coriaces, persistantes, opposées, et les pédoncules des fleurs sont de même longueur que les feuilles. Les *baies et les feuilles* de cet arbrisseau sont *astringentes, aromatiques et stimulantes.* La tige est ligneuse, dressée, très rameuse. Les fleurs, blanches, s'épanouissent en mai et en juin. La plante est commune dans le bassin de la Méditerranée.

FAMILLE DES OMBELLIFÈRES.

L'Ache odorante *(Apium graveolens)* possède une tige dressée, fortement sillonnée, très rameuse, et dont la hauteur varie de 6 à 9 décimètres. Ses ombelles sont nombreuses, les fleurs d'un bleu verdâtre, apparaissent de juillet en septembre. Cette plante, dont les semences sont aromatiques, devient par la culture, notre céleri, et notre céleri rave; sa racine à l'état sauvage est fusiforme. La livèche officinale, qui fleurit en juillet et en août, est une ache dont la hauteur atteint jusqu'à un mètre. Ce genre de plante aime les lieux frais comme les haies, les fossés, les marécages. Dans les contusions, coups et blessures, l'ache fournit d'utiles topiques.

L'Ammi *(Ammi majus)* est une plante qui croît dans les terrains sablonneux. Elle a beaucoup de rapport avec la carotte, mais on l'en distingue par son fruit, qui est lisse, tandis que celui de la carotte a des aspérités. Ses feuilles sont vertes, glauques et déchiquetées comme celles des carottes. La tige est dressée, sillonnée, rameuse, glabre et s'élève de 4 à 6 décimètres de hauteur. Les fleurs sont blanches, paraissent de juin en juillet. Cette plante, dont les semences sont *carminatives* et se prennent en infusion, quand on est tourmenté et fatigué par les coliques venteuses, est très commune dans les terrains non cultivés, les champs stériles, au midi et à l'ouest de la France.

L'Angélique (*Herbe de Saint-Esprit,* ou *archangélique*). Sa tige est sillonnée du haut en bas, glabre, cylindrique, s'élève parfois jusqu'à 1ᵐ50. Les feuilles sont divisées et disposées en barbes de plume, ordinairement en trois parties assez larges. Cette plante, qui fleurit en ombelles larges à rayons finement cotonneux, de juillet à septembre, aime les lieux humides, comme les prés frais et les bois. Sa racine, comme topique, et ses feuilles en infusion, sont employées dans les maladies cancéreuses.

Anis *(Pimpinella anisum)* est une plante du genre boucage, les tiges sont *annuelles,* glabres, hautes de 30 centimètres. Ses feuilles radicales sont en forme de cœur et se rétrécissent en montant jusqu'à ressembler à des fils, au sommet de la plante. Les fleurs sont petites, blanches et en ombelle. Sa racine est en forme de fuseau, un peu épaisse. L'anis aime les lieux frais, les prairies et les bois humides. Cette plante fleurit en mai et en juin. Les semences d'anis sont *cordiales, stomachiques, carminatives* ; elles sont efficaces dans l'asthme, les toux tenaces et dans les coliques venteuses, chez les adultes comme chez les enfants.

La Bacile maritime *(Chrithmum maritimum)* appelée *perce-Pierre, passe-Pierre, christemarine, fenouil de mer,* peut s'élever jusqu'à

60 centimètres. La tige est dressée en montant, épaisse, quelquefois rameuse. Les feuilles charnues, lancéolées par assemblage de deux groupes de trois. La plante atteint son développement ordinaire à 30 centimètres, elle est d'un vert glauque, dépourvue de poils, et les fleurs d'un blanc verdâtre : elle fleurit en juillet et en août sur les rochers, et aux bords de la mer. Cette plante est apéritive et diurétique.

La Carotte commune (*Daucus carotta*) a ses fleurs blanches, rarement jaunes ou purpurines, en ombelles contractées à la fin en nid d'oiseau. Les feuilles sont molles et très divisées. La tige est dressée, velue ou dépourvue de poils, rude et rameuse; les rameaux sont allongés et étalés. Elle atteint, dans les terres ordinaires, presque 60 centimètres, mais, dans les terrains calcaires, arides, elle est beaucoup plus petite. Elle est commune dans toute la France, et fleurit en juin et à l'automne. La carotte a des propriétés dépuratives et adoucissantes. Sa décoction est employée dans le cas de jaunisse.

Le Cerfeuil CULTIVÉ (*Chœrophyllum sativum*) est une herbe annuelle, à feuilles d'un vert pâle et très divisées; la tige est dressée, épaissie sous les nœuds, rameuse; sa hauteur varie de 30 à 80 centimètres; les fleurs sont blanches et apparaissent en mai et en juin, dans les jardins et les terrains de culture. On en fait des décoctions résolutives, son suc est diurétique.

FAMILLE DES PAPAVÉRACÉES (de Jussieu).

La Chélidoine COMMUNE (*Chelidonium majus*), vulgairement connue sous les noms d'*éclaire*, de *grande éclaire*, *herbe aux verrues, felouque, yape, jagouasse*, est une plante, dont la tige rameuse, velue, varie dans sa hauteur de 40 à 90 centimètres ; ses fleurs jaunes sont groupées en forme de parasol ; les feuilles sont molles, glauques en dessous, et divisées en parties ovales de 5 à 11. Elle fleurit d'avril à septembre ; on la trouve dans les haies, sur les vieux murs. *Son suc est très recommandé pour la destruction des verrues.*

Le Pavot SOMNIFÈRE (*Papaver somniferum*) est une plante à suc laiteux, à tige épaisse, lisse, dressée, à feuilles découpées, dentées ou crénelées, embrassant la tige ; les fleurs sont grandes, rougeâtres, blanches ou rosées avec une tache plus ou moins noire à la base. La graine blanche ou noire, est enfermée dans une capsule en forme de globule et couverte d'une sorte de chapeau : le pavot fleurit en juin et en juillet, dans les jardins et les champs. Les capsules de pavot donnent une décoction calmante qui ne doit s'employer que pour les maux externes.

Le Pavot coquelicot (*Papaver rhœas*), *rose de loup, ponceau*, est une herbe annuelle, droite, rameuse, hérissée de poils de 50 à 60 centimètres. Ses feuilles sont profondément découpées et velues, ses fleurs, d'un beau rouge écarlate, sont grandes et tachées de noir à la base. Le coquelicot fleurit de mai à juillet, dans les champs et les moissons. Cette plante a des propriétés calmantes, comme le pavot précédent.

Le Sanguinaire DU CANADA est une herbe vivace, à la souche brune remplie d'un suc rouge et surmontée d'une fleur blanche ; sa *racine* est *émétique, narcotique,* et *diminue les battements de cœur ;* elle croît dans le nord de l'Amérique, aux Etats-Unis. On peut la cultiver dans une terre légère et à une exposition un peu ombragée.

FAMILLE DES PAPILIONACÉES. (Légumineuses de Jussieu).

Le Fenu grec (*Trigonella fœnum græcum*) est une plante annuelle qui s'élève à environ 30 centimètres, peut atteindre 60 centimètres, et dont les feuilles dentées sont presque ovales. Ses gousses affectent la forme d'une faux, sont veinées et se terminent par un long bec ; les fleurs blanches, sans pédoncule, sont solitaires ou réunies deux à deux. Sa tige est presque dépourvue de poils. La Trigonelle fleurit en juin et juillet, dans les cultures et pâturages. La graine donne une farine très résolutive.

La Fève commune (*Fabia vulgaris*), fève des marais, possède des tiges qui peuvent atteindre un mètre de hauteur et qui sont dressées, sillonnées, dépourvues de poils ; ses feuilles sont ovales, un peu épaisses et glauques. Ses fruits sont allongés, farineux, terminés par une pointe recourbée. Les fleurs sont blanches et mouchetées de taches noires et veloutées. La fève fleurit du mois de juin au mois d'août : c'est une plante cultivée. On recommande l'infusion de fleurs contre le gravier ; la farine de fève est résolutive.

Le Genêt (*Genista*) est un sous-arbrisseau épineux, de 30 à 60 centimètres, dont les tiges grêles et rameuses sont nues à la base, les feuilles sont ovales et lancéolées, les rameaux qui portent les fleurs ne sont pas épineux, les fleurs d'un beau jaune, forment des grappes feuillées. Le genêt a des gousses ovales ; il fleurit d'avril en juin. On le rencontre, dans les bois humides où il s'épanouit en été. Les sommités sont purgatives et diurétiques, de même ses graines infusées dans du vin blanc.

FAMILLE DES PLANTAGINÉES (de Jussieu).

Le Plantain A LARGES FEUILLES (*Plantago major*), appelé aussi *grand plantain,* est de hauteur variable et peut atteindre jusqu'à 70 centimètres, sa racine est fibreuse, ses feuilles ovales, ou quelquefois en forme de cœur, partent de la racine, elles ont cinq, sept ou neuf nervures, sont épaisses et coriaces ; les fleurs petites, verdâtres, très serrées et arrangées les unes sur les autres à la façon des briques de nos toitures, se dressent en un ou plusieurs épis du sein de la touffe formée par les feuilles. Le plantain, dont la feuille *en infusion est salutaire* *contre la fièvre*, le *crachement de sang* et la *dysenterie*, se rencontre sur le bord des chemins, dans les lieux incultes et fleurit de juillet en octobre. Avec les infusions de la même plante, on remédie à certaines inflammations de la paupière et de l'œil même.

FAMILLE DES PLOMBAGINÉES (de Jussieu).

La Dentelaire D'EUROPE (*Plumbago europœa*), vulgairement *herbe au cancer*, est une plante vivace, de un mètre environ de hauteur. Les feuilles sont vertes, plus pâles en dessous; en dessus et sur les bords, elles sont rudes et presque épineuses ; elles sont aussi ondulées, et les inférieures presque ovales. Les moyennes embrassent la tige, et les supérieures sont linéaires ou lancéolées et pointues. La tige est dressée, très rameuse. Les fleurs d'un bleu violet, sont groupées en épi court et serré au sommet de chaque rameau. Cette plante fleurit quelquefois en juillet, mais plus souvent en août, septembre et octobre. On la rencontre surtout dans le midi où elle est plus commune qu'ailleurs. La racine de cette plante est rubéfiante; mâchée, elle calme les douleurs des dents ; c'est de cette particularité que la plante a tiré son nom.

FAMILLE DES POLYGALÉES (de Jussieu).

Le Ratanhia est la racine de plusieurs plantes qui appartiennent à cette famille, et qui ne croissent pas dans nos pays. On la recueille dans les terrains arides et sablonneux du Pérou. Cette racine, livrée dans le commerce, est dans son écorce d'un rouge vif foncé et d'un rouge plus pâle à l'intérieur. On *l'emploie contre la diarrhée chronique* et les *hémorragies,* à la dose de 15 ou 20 grammes en décoction dans un litre d'eau. Cette boisson doit se prendre par demi verre, trois ou quatre fois le jour, à intervalles mesurés.

FAMILLE DES POLYGONÉES.

La Bistorte (*Polygonum bistorta*) est une plante à tige de 20 à 50 centimètres. Les feuilles sont vertes et luisantes en dessus, et en dessous glauques, blanchâtres et revêtues d'un fin duvet. Elles sont, sur leurs bords, ondulées et rudes ; les inférieures sont ovales, et les supérieures en forme de lance aiguë. La tige est toujours simple et dressée. Les fleurs roses ou purpurines sont assemblées en épi. La racine est longue, épaisse, charnue, horizontale et repliée sur elle-même en forme d'S. Cette plante fleurit de mai en juillet, et se rencontre dans les prairies humides et tourbeuses, dans les pâturages et dans les pays montagneux. La racine est très astringente.

L'Oseille (*Rumex acetosa*) est une plante dont la tige, au moment de la floraison, peut atteindre jusqu'à 90 centimètres. Ses feuilles inférieures sont à oreillettes, et ses supérieures sont embrassantes ; ses fleurs, en grappes peu fournies, sont rougeâtres ou verdâtres. L'oseille à l'état sauvage dans nos prairies, à l'état cultivé dans nos jardins, mais presque toujours dans des terrains humides et herbeux, fleurit en mai, en juin et en octobre. On administre les *feuilles d'oseille en infusion, contre les fièvres bilieuses et intermittentes.*

La **Renouée** DES OISEAUX (*Polygonum aviculare*), connue sous les différents noms, *d'achée, traîneau, traînasse, sanguinaire centinode,* est une plante à tiges nombreuses et très rameuses, depuis 10 jusqu'à 60 centimètres de hauteur. Parfois, il n'y a qu'une tige dressée; toutes les tiges sont noueuses. Ses feuilles sont lancéolées, veinées et à bords rudes, un peu épaisses. Ses fleurs, blanches ou rougeâtres, paraissent à tous les points de jonction des feuilles avec les tiges ou rameaux. Elle fleurit de juillet en octobre, dans les lieux vagues, les chemins, les rues. Les *semences de cette plante sont émétiques.*

La **Renouée** POIVRE D'EAU (*Polygonum hydropiper*), *renouée âcre, curage, poivre d'eau, herbe de Saint-Innocent,* a une tige de 30 à 80 centimètres, rameuse, à feuilles luisantes, ondulées lancéolées; les fleurs, d'un blanc verdâtre, bordées de rose, ponctuées, sont disposées en épi grêle et pendant. Cette plante fleurit de juillet à octobre et se trouve aux bords des eaux, des fossés, des mares, et dans les marécages avoisinant les fleuves et les rivières. Elle s'emploie en tisanes salutaires, contre la dysenterie et la diarrhée.

La **Rhubarbe** est la racine d'une plante appartenant à cette famille, le *Rheum palmatum*, qui croît dans la haute Asie. La meilleure rhubarbe connue dans le commerce, est celle qui nous vient de Russie. La dose connue de cette racine, est de 20 à 40 centigrammes en poudre dans une cuillerée de potage, ou une macération de 5 grammes de cette racine dans un litre d'eau. Comme *purgatif,* la rhubarbe s'administre à la dose de 3 à 4 grammes en poudre, ou 15 grammes de cette même racine en infusion dans 500 grammes d'eau bouillante. Comme à la suite d'une purgation par la rhubarbe, il survient souvent une constipation opiniâtre, *on fait usage de cette racine contre les diarrhées chroniques.*

FAMILLE DES POMACÉES (Rosacées de Jussieu).

Le Cognassier (*Cydonia vulgaris*) est un arbre à tronc tortueux de 5 à 8 mètres, quelquefois en buisson de 3 à 4 mètres. Les feuilles sont ovales, entières, arrondies à la base et cotonneuses, blanchâtres en dessous. Les fleurs, solitaires, sont grandes et d'un blanc rosé sans pédoncule : il fleurit en mai et donne son fruit en septembre. Le fruit du cognassier est un sérieux astringent.

FAMILLE DES PORTULACÉES (de Jussieu).

Le Pourpier (*Portulaca oleracea*) est une plante annuelle de 10 à 30 centimètres, succulente et charnue. Sa tige souvent rougeâtre et couchée, très rameuse, étale des feuilles charnues et ovales. Les fleurs jaunes n'ont pas de pédoncule. Cette

plante dont la décoction des feuilles est *diurétique,*
fleurit de mai à septembre dans les jardins où on la
cultive, dans les terrains sablonneux, les décombres
ou elle croît d'elle-même.

FAMILLE DES ROSACÉES (de Jussieu).

L'Amandier (*Amygdalus communis*) est un arbre
de 5 à 6 mètres d'élévation, mais qui peut atteindre
jusqu'à 12 mètres. Les feuilles sont oblongues, en
forme de lance, dentelées, aiguës, les fleurs naissent
solitaires, blanches ou roses avant les feuilles; le
fruit à la maturité est vert, velouté, oblong et com-
primé. Le fruit renferme comme graine une amande
douce ou amère. La floraison a lieu en février et en
mars, le fruit est à maturité en août et en septembre. La décoction d'amandes pilées avec la coque,
est employée dans les affections de la gorge.

La Benoîte COMMUNE ou OFFICINALE (*Geum
urbanum*), a une tige de 40 à 60 centimètres,
dressée, velue, peu rameuse; les feuilles sont
velues et lancéolées, celles du bas de la tige divisées en cinq parties, celles du haut en trois; les
fleurs sont jaunes et dressées. La plante fleurit en
juillet et en août; on la rencontre dans les haies et
dans les bois. Cette plante est tonique, astringente
et fébrifuge.

Le Cerisier commun (*Prunus Cérasus*) est un
arbre élevé, cultivé de nos vergers, dont les feuilles
sont pliées avant leur épanouissement, et dont les

fruits ou baies rouges de diverses nuances, prennent, suivant l'espèce et les pays, les noms de guignes-cerises ou griottes. Les fleurs paraissent en avril et en mai; les fruits, du mois de juin au mois d'août. Les décoctions de queues de cerises sont très diurétiques. .

Le Fraisier commun (*Fragaria vesca*) est une herbe sans tige, de 10 à 30 centimètres, émettant des rejets en forme de liens arrondis, appelés fouets ou courants. Ses feuilles velues sont découpées en trois et grossièrement dentées. Les fleurs sont blanches et disposées par trois ou quatre au sommet des pédoncules. Ses fruits sont ordinairement rouges, quelquefois blancs, très goutés et très parfumés, de forme ovale et aiguisés en cône à leur extrémité supérieure. Le fraisier fleurit d'avril à juin, et produit depuis avril jusqu'aux gelées. On le rencontre dans les cultures, dans les bois, les haies et les buissons. La racine du fraisier est employé comme diurétique en décoctions.

Le Pêcher (*Amygdalus persica*) est un arbrisseau à feuilles lancéolées, dentées en scie. Les fleurs sont d'un rose vif sans pédoncule, et naissent avant ou avec les feuilles. Les fruits sont succulents, charnus, et recouverts d'un duvet cotonneux. La floraison a lieu en mars et en avril, la maturité des fruits en août et en septembre. Les feuilles et les fleurs du pêcher sont légèrement purgatives.

Le Prunier domestique (*Prunus domestica*) est un arbre de grandeur moyenne, à rameaux étalés et très nombreux. Les feuilles sont oblongues, dentées en scie, un peu velues et plus pâles en dessous. Les fleurs, d'un blanc verdâtre, paraissent avant les feuilles. Les fruits charnus, succulents et lisses, mais comme saupoudrés d'une poussière excessivement fine, sont jaunes, rougeâtres ou violets à la maturité. Les fleurs paraissent en mars ou avril, et les fruits se cueillent de juillet en septembre, suivant les espèces. Les fruits du prunier sont laxatifs et rafraîchissants.

La Ronce des haies (*Rubus fruticosus*), connue sous les noms de *ronce de Saint-François, meurons, mûrier de renard, mûrier sauvage,* est un arbrisseau de 1 à 3 mètres, à tiges longues, anguleuses, rougeâtres au soleil, vertes à l'ombre, portant des feuilles armées d'aiguillons peu nombreux et arqués au sommet seulement. Les rameaux sont fleuris, étalés et munis d'aiguillons courbés en crochets. Les feuilles sont vertes en dessus, plus pâles et un peu cotonneuses en dessous; elles sont larges, dentées en scie, ovales et aiguës. Les fleurs, grandes, blanches ou rosées, terminent en grappes allongées les rameaux, et rarement la tige. Les fruits ou baies sont d'un noir bleuâtre et luisant. La ronce fleurit du mois de juin au mois d'août, et se trouve dans les haies et dans les bois. Les sommités ou pousses de ronces, sont employées en gargarisme dans les maux de gorge.

La Sanguisorbe OFFICINALE (*Sanguisorba officinalis*) est une plante vivace à tige droite, élancée, quelquefois atteignant plus d'un mètre. Cette tige est anguleuse et rameuse au sommet. Les feuilles sont d'un vert glauque, plus pâles en dessous, et régulièrement dentées depuis sept jusqu'à treize divisions; les fleurs d'un pourpre foncé, sont disposées en épi ovale, court et serré à l'extrémité de longs pédoncules. Elle fleurit suivant les climats, en juin et en juillet ou d'août en octobre, et fait sa demeure dans les prés humides et tourbeux, et même dans les prés secs. La Sanguisorbe est amère et astringente.

FAMILLE DES SALICINÉES (Amentacées de Jussieu).

Le Saule blanc (*Salix alba*), ou *saule commun,* est un arbre de 10 à 15 mètres, à rameaux droits garnis de feuilles lancéolées, soyeuses, dentées et blanchâtres: il donne des chatons grêles et cylindriques en même temps que ses feuilles. Les fleurs sont jaunes et paraissent en avril et en mai. Cet arbre se plait dans les prairies marécageuses et au bord des eaux. L'*écorce* de ses jeunes branches *est un bon fébrifuge,* à la dose de 15 à 30 grammes en décoction dans un litre d'eau, *surtout pour les fièvres intermittentes.*

FAMILLE DES SAMBUCÉES (Caprifoliacées de Jussieu).

Le Sureau noir (*Sambucus nigra*) est un arbrisseau qui atteint jusqu'à 7 mètres, ses rameaux sont pleins d'une moëlle blanche ; sa tige est ligneuse et peut acquérir jusqu'à 25 centimètres de diamètre.

Les feuilles sont ovales, aiguës et dentées; les fleurs, d'un blanc jaunâtre, se présentent en cime plane, droite d'abord, puis penchée; les fruits ou baies sont noirs à la maturité. Les *feuilles sont purgatives* et les *fleurs s'emploient en infusion* à l'intérieur, et en *décoction* à l'extérieur; elles sont *diaphorétiques* et *résolutives.* Le sureau fleurit en juin, il aime les haies et les bois frais.

FAMILLE DES SCROPHULARINÉES (de Jussieu).

La Molène Bouillon blanc (*Verbascum thapsum*), connu aussi sous les divers noms vulgaires de *Bonhomme, Molène, Cierge de Notre-Dame, Blanc de mai,* est une plante robuste, qui atteint parfois 2 mètres de haut. Sa tige est raide, dressée, dure; ses feuilles sont larges, ovales, dentées très finement, cotonneuses, épaisses et veloutées sur les deux faces. La plante tout entière est revêtue d'un duvet grisâtre, ou blanc tirant sur le jaune; la molène est d'un vert jaunâtre. Les fleurs, quelquefois grandes et blanches, sont ordinairement d'un jaune pâle et forment un épi terminal, long, serré et cylindrique. Elle fleurit de juin à septembre, et se trouve aux lisières des prés, au bord des chemins, dans les bois pierreux et les lieux incultes. Les *fleurs sont très bonnes en infusion contre les bronchites.*

FAMILLE DES SOLANÉES (de Jussieu).

La Morelle (*Douce-amère, Solanum dulcamara*) est une plante vivace, grimpante, connue sous les noms vulgaires de *Vigne de Judée, Loque, Vigne vierge* et *Bourreau des arbres,* la tige est grêle, sarmenteuse, ligneuse à la base. Les feuilles, d'un vert foncé, sont petites, en cœur, ovales, aiguës et échancrées à leur base, de manière à ressembler à un fer de javelot. Les fleurs violettes, se présentent en grappes, et les fruits ou baies, sont rouges à la maturité. La douce-amère atteint une hauteur de 2 mètres et plus; elle fleurit du mois de juin au mois d'août, et se plaît dans les bois frais, dans les haies humides et au bord des eaux. On emploie contre la goutte, le rhumatisme et les affections dartreuses, les jeunes rameaux en décoction de 16 à 32 grammes dans un kilogramme d'eau.

La Pariétaire officinale (*Parietaria officinalis*) *Casse-pierre, Herbe de Notre-Dame, Perce muraille,* est une plante qui ne dépasse que très rarement 50 centimètres de hauteur, et dont la tige est étalée, rameuse, rougeâtre et velue. Les feuilles sont ovales, terminées en pointe, entières, d'un vert foncé, ponctuées et couvertes d'un duvet rude; les fleurs verdâtres, en cloche ou en tube, forment de petites grappes irrégulières, par deux groupes ordinairement. La plante fleurit du mois de juillet au mois d'octobre, sur les décombres et les vieux murs; elle a des *propriétés diurétiques et rafraîchissantes*; il faut ajouter que les *infusions* de cette plante *sont salutaires dans les coliques néphrétiques.*

FAMILLE DES VALÉRIANÉES.

La Valériane officinale (*Valeriana officinalis*), *Herbe à la meurtrie,* est une plante vivace, dont la tige creuse, sillonnée et plus ou moins velue, peut s'élever jusqu'à un mètre et plus. Les feuilles sont toutes divisées, velues, et leurs divisions sont en forme de lance ; elles sont ordinairement blanches ou rosées, quelquefois aussi rouges, bleues ou jaunes, disposées en grappes. Cette plante fleurit du mois de juin au mois d'août et croît dans les lieux humides, presque par toute la France. Sa *racine est employée* à la dose de 2 à 6 grammes, *dans plusieurs maladies nerveuses, et dans les fièvres intermittentes.*

FAMILLE DES VERBÉNACÉES (de Jussieu).

La Verveine officinale (*Verbena officinalis*), *Herbe sacrée, Herbe à tous maux, Verveine commune,* est une plante dont la tige quadrangulaire a deux faces rayées, alternant d'un nœud à l'autre, dressée, rameuse au sommet, peut varier en hauteur de 35 à 80 centimètres. Ses feuilles sont ovales, rudes et opposées, ou divisées en trois ou dentées ; les fleurs, d'une nuance lilas pâle, sont disposées en épis très minces et très longs au sommet des tiges et des rameaux. Cette plante fleurit du mois de juin au mois d'octobre, et se rencontre dans les lieux incultes, les chemins et sur les décombres.

FAMILLE DES VIOLARIÉES.

La Violette (*Viola*) est une plante que tout le monde connaît, et dont les espèces différentes ont, au point de vue médical, les mêmes propriétés. Les *racines* sont légèrement *émétiques,* et les *fleurs en infusion constituent* une *tisane adoucissante et pectorale.* Dans les bois, dans les jardins, dans les lieux secs ou frais, on rencontre cette jolie fleur, dont le suave parfum trahit la présence, sous la verdure qui la cache aux yeux. La violette hérissée, qui n'a pas d'odeur, a les mêmes propriétés que ses sœurs les autres violettes.

VOCABULAIRE

A

Abcéder (S'). Terme de médecine : devenir abcès.

Abcès. Amas de pus dans quelques partie du corps.

Abdomen. Le ventre.

Abdominal. Qui appartient à l'abdomen : la douleur abdominale, est une douleur du ventre.

Acariens. Terme d'histoire naturelle : petits insectes invisibles dont la présence sous la peau caractérise la gale.

Accès. Phénomènes de certaines maladies, surtout de la fièvre intermittente. Attaque subite et brusque de certaines crises douloureuses.

Acidulé. Qui a une saveur légèrement acide et aigre.

Acre. Qui a quelque chose de piquant et de brûlant au goût, à l'odeur et au toucher.

Adoucissant. Tout aliment ou tout médicament capable de diminuer la douleur ou l'irritation.

Adulte. Tout être vivant qui a passé l'adolescence, mais qui n'a pas encore atteint l'âge de la vieillesse.

Affection. Maladie.

Aigreurs. Rapport d'un goût et d'une odeur aigres, causés par des aliments mal digérés.

Aig . Qui se termine en pointe.

Aiguillon. Epine qui se rattache seulement à l'écorce.

Ailé. Garni d'une aile ou expansion, de même nature végétale. Une tige ailée.

Aisselle. Angle formé sur une tige par un rameau, sur la tige et le rameau par une feuille.

Alcool. Esprit de vin.

Alterne. Les feuilles qui se succèdent des deux côtés d'une tige sans se rencontrer, se nomment feuilles alternes.

Amadou. Sorte de champignon séché et préparé qui prend feu facilement.

Amande. Fruit de l'amandier.

Ammoniaque. Ou Alcali volatil, liquide d'une odeur excessivement pénétrante, qui suffoque et excite les larmes.

Ampoule. Petite pustule ou enflure sur la peau.

Amygdales. Deux glandes placées l'une de chaque côté de la gorge.

Anguleux. Qui a des angles.

Animalcule. Petit animal invisible à l'œil nu.

Anneau. Petit cercle.

Annuel. Qui revient chaque année.

Antidote. Contre-poison.

Antiphlogistique. Traitement opposé aux inflammations.

Antispasmodique. Traitement opposé aux convulsions.

Aphte. Petit ulcère dans la bouche.

Application. Emploi d'un remède et assujettissement sur la partie malade que l'on veut traiter.

Arbrisseau.   Plante dont la taille n'atteint pas celles des arbres.

Arbuste.   Petit arbrisseau.

Aromatique.   Exhalant une odeur forte et parfumée.

Arqué.   Courbé en forme d'arc.

Articulation.   Jointure des os.

Aspérités.   Inégalités plus ou moins rudes au toucher.

Aspersion.   Action de jeter de l'eau en goutelettes avec force.

Asphyxie.   Suspension subite des signes de la vie, et surtout de la respiration.

Astringent.   Remède qui ressère.

Atonique.   Très faible.

B

Baie.   Fruit charnu dépourvu de noyau.

Bains.   Immersion du corps ou d'une partie du corps dans un liquide.

Bilieux.   Qui a de la bile.

Bosselé.   Recouvert de bosses.

Bourbillon.   Humeur épaisse d'une plaie.

Bourdonnement.   Bruit dans les oreilles.

Bourdonnet.   Petit paquet de charpie pour panser les blessures.

Bouton.   Petite tumeur sur la peau.

Branche.   Bois poussé sur le tronc d'un arbre.

Bronches.   Vaisseaux des poumons qui reçoivent l'air.

Brûlures.   Blessure produite par le feu.

Buis.   Arbrisseau toujours vert.

Bulbe.   Oignon de plante.

C

Calcaire.	Qui contient de la chaux.
Calcul.	Pierre qui se forme dans la vessie, les reins ou le foie, sous l'influence de certaines maladies.
Capsule.	Enveloppe des graines.
Carbonate.	Sel formé par l'acide carbonique.
Carie.	Ulcération des os.
Carminatifs.	Médicaments qui chassent le gaz contenu dans les intestins. On range parmi les carminatifs: la mélisse, la sauge et sa graine, l'anis, le fenouil, la coriandre et le carvi.
Catarrhe.	Gros rhume.
Caustique.	Substance qui ronge en brûlant.
Céréales.	Graines à farine.
Céruse.	Carbonate de plomb, appelé aussi blanc de plomb.
Charpie.	Filaments de toile usée.
Chaton.	Assemblage de fleurs en épis et ressemblant à une queue de chat.
Cime.	Sommet.
Climat.	Ensemble des conditions de la température dans les divers pays.
Cloche.	Forme de certaines fleurs rappelant la forme d'une cloche.
Collutoire.	Médicament liquide assez épais, appliqué avec un pinceau ou une éponge dans l'intérieur de la bouche, sur la langue et les gencives ordinairement.
Compacte.	Très-serré.
Cône.	Mesure solide à forme de pain de sucre.

Confluent.	Très abondant.
Congestion.	Accumulation de sang ou d'humeur en un même point.
Conique.	En forme de cône.
Conjonctive.	Membrane qui forme le blanc de l'œil.
Contagieux.	Qui se communique par le contact.
Contusion.	Meurtrissure sans ouverture à la peau.
Convulsif.	Accompagné de convulsions.
Cordial.	Qui reconforte le cœur.
Coriace.	Dur comme du cuir.
Corymbe.	Ensemble de fleurs s'élevant toutes à la même hauteur.
Cotonneux.	Couvert de duvet.
Crampe.	Contraction douloureuse des muscles.
Crampons.	Rejets végétaux avec lesquels certaines plantes s'attachent aux surfaces sur lesquelles elles vivent.
Crénelures.	Dentelures en forme de créneaux.
Cristal minéral.	Péparation particulière des sels de potasse.
Crépitation.	Bruit que fait le pétillement de la flamme.
Cylindrique.	En forme de rouleau.

D

Déchiqueté.	Découpé par entailles.
Décoction.	Opération qui consiste à faire bouillir dans un liquide indiqué, les substances dont on veut extraire la matière médicamentale.
Décombres.	Débris de démolitions.
Déjection.	Excréments évacués.

Délayants. Médicaments pour rendre le sang et les humeurs plus fluides. Rentrent dans cette catégorie : les boissons aqueuses d'orge, de lin, de guimauve, de fleurs pectorales; le petit lait, l'eau gommée, les boissons acidulées, les bouillons de veau ou de poulet et de grenouilles.

Derme. Tissu qui fait le corps de la peau.

Détersifs. Médicaments employés pour nettoyer les plaies qui en ont besoin.

Diète. Abstinence d'aliments recommandée par le médecin.

Digitée. Disposition des parties d'un organe, à la façon des doigts de la main bien ouverte.

Discret. Se dit d'une maladie éruptive, quand les boutons sont très distants les uns des autres.

Disque. Le centre de la fleur ordinairemen arrondi.

Diurétique. Médicaments propres à exciter l'urine. On fait entrer dans cette série de remèdes : les racines d'asperge, de chiendent, de fraisier, de guimauve et de réglisse.

Dose. Quantité précise des médicaments à employer.

Douçâtre. Qui a une douceur fade.

Douche. Colonne de liquide que l'on dirige avec plus ou moins de force sur les parties du corps que l'on veut soigner.

Dressé. Se dit des feuilles ou des rameaux qui, dans leur direction, sont perpendiculaires au sol.

E

Ecarlate.	Rouge vif.
Echancré.	Coupé intérieurement en forme de croissant.
Ecorce.	Enveloppe intérieure du tronc et des branches des végétaux.
Edulcorer.	Rendre doux.
Effilé.	Etroit et allongé comme un fil.
Effluves.	Exhalaisons.
Elancements.	Douleur ressemblant à celle que produirait un coup de lance.
Embrassant.	Se dit des feuilles qui de leur base entourent la tige et leur pétiole.
Emétique.	Qui détermine le vomissement.
Emollients.	Médicaments qui ont la propriété de ramollir et de détendre les parties enflammées. On range parmi les émollients : les décoctions de graines de lin et de guimauve, les feuilles de mauve, de guimauve, de molène, de séneçon et de pariétaire.
Emulsion.	Médicament liquide, qui a ordinairement la couleur blanche et l'opacité du lait.
Enchifrènement.	Embarras dans le nez.
Engourdissement	Sorte d'inertie et de pesanteur douloureuse dans une ou plusieurs parties du corps.
Entorse.	Distention violente des tendons d'une articulation.
Epanchement.	Extravasion d'un liquide en dehors des limites de son réservoir naturel.
Epanouissement.	Développement complet et régulier de la fleur.

Epi.	Assemblage des fleurs et des fruits d'une plante à la façon des sommets qui terminent les tiges du blé à l'époque de la moisson.
Epidémique.	Se dit d'une maladie attaquant un grand nombre de personnes à la fois.
Epiderme.	Espèce de membrane transparente qui recouvre le corps et forme la surface de la peau.
Epigastre.	Creux de l'estomac.
Epispastique.	Qui attire les humeurs.
Epistaxis.	Saignement de nez.
Equatorial.	Situé sous l'équateur, et conséquemment sous un climat très chaud.
Eructation.	Emission bruyante par la bouche des gaz de l'estomac.
Esquinancie.	Inflammation des amygdales.
Essences.	Liquides très volatils, sans viscosité.
Etalé.	Largement étendu.
Ether.	Liqueur spiritueuse très volatile.
Evacuation.	Sortie des excréments.
Evasement.	Très large ouverture d'un vase quelconque plus étroit à la partie inférieure.
Excitants.	Médicaments qui rendent les organes plus prompts à l'exercice de leurs fonctions.
Excoriation.	Ecorchure.
Exotique.	Qui vient d'un pays étranger.
Expectorant.	Qui favorise la sortie des matières contenues dans les bronches, comme des infusions de sauge, de menthe, d'hysope, de melisse et de l'ipécacuanha à très petites doses.

F

Faisceau.	Assemblage de plusieurs objets allongés, réunis et liés entre eux.
Fébrifuge.	Qui chasse la fièvre. Les plus recommandés parmi les fébrifuges, sont le quinquina, le sulfate de quinine ; et parmi les végétaux : la racine de benoite, les feuilles de houx, l'arnica, les écorces de saule, de marronnier d'Inde et d'aune.
Fécale (matière)	Gros excréments.
Fécule.	Substance farineuse extraite de graines et de racines.
Féculents.	Végétaux ou aliments riches en fécule.
Fétide.	Qui exhale une mauvaise odeur.
Feuilles.	Organes des végétaux, croissant en expansions ordinairement vertes et planes sur la tige et les rameaux.
Fibreux.	Composé de filaments déliés en forme de cheveux.
Flatuosité.	Gaz développé à l'intérieur du corps.
Fleur.	Production dans les végétaux qui précède le fruit : elle est le plus souvent d'un agréable parfum et d'une riche nuance.
Fleuron.	Très petite fleur en forme de tube, dont un nombreux assemblage forme ce qu'on appelle fleur de la plante, dans certains végétaux, le chardon par exemple.
Floraison.	Temps durant lequel s'épanouissent les fleurs d'une plante.
Flore.	Ouvrage qui traite des plantes d'une contrée.
Fomentation.	Application de substances fortement chauffées pour rappeler la chaleur.

Formule. Ordonnance ou prescription médicale.

Friction. Action de frotter une partie du corps en pressant plus ou moins fortement.

Froissement. Contusion résultant d'un violent frottement.

Fructifères. Qui porte des fruits.

Furfuracé. Qui ressemble à du son.

Fusiforme. En forme de fuseau.

G

Gangrène. Altération profonde d'une partie malade, qui fait de rapides progrès.

Gargarisme. Liquide mis en contact avec l'arrière-bouche, dans certains cas de maladie de la gorge et du larynx.

Gastrique. Qui a rapport à l'estomac : embarras gastrique.

Glabre. Dépourvu de poils (terme botanique).

Gland. Fruit du chêne.

Glauque. Bleu blanchâtre et comme couvert de poussière, ou vert bleuâtre.

Globule. Petit corps en forme de globe ou boule.

Globuleux. En forme de globule.

Gomme. Substance épaisse et visqueuse qui découle de certains arbres.

Goudron. Matière noirâtre, liquide et gluante retirée par la cuisson de la résine des arbres.

Gousse. Enveloppe des graines dans les plantes légumineuses.

Goutelette. Petite goutte de liquide.

Grappe. Assemblage de fleurs, de fruits, ou de grains sur un même pédoncule.

Gravier.   Maladie qui se manifeste par un dépôt d'apparence sableuse dans les urines.

Grêle.   Long et très mince.

Grimpant.   Se dit des plantes qui s'attachent par certains rejets végétaux et montent le long des arbres, des murs, etc

Guêpe.   Insecte muni d'un aiguillon qu'il rentre ou fait sortir à volonté, à l'extrémité de l'abdomen.

H

Herbacé.   De l'apparence et de la nature de l'herbe.

Herbeux.   Rempli d'herbes.

Hoquet.   Secousse brusque et convulsive des nerfs de l'estomac accompagnée d'un bruit rauque tout particulier.

Hydrate de chloral. Combinaison de chloral avec de l'eau. Composé chimique.

Hygiène.   Ensemble des mesures propres à conserver la santé.

Hyménoptère. Ordre d'insectes ayant trois paires de pattes, une bouche organisée pour sucer et quatre ailes membraneuses et transparentes, dont les supérieures sont plus grandes que les autres.

I

Imminent.   Menace qui est sur le point de s'effectuer.

Incision.   Coupure.

Inégale.   Se dit des feuilles qui varient de taille et de grandeur dans une même plante.

Inflammation. Genre de maladie générale ou locale caractérisée par la rougeur, la douleur, la chaleur
et la tuméfaction.

Infusion. Opération qui consiste à faire refroidir un
liquide bouillant sur les substances dont on
veut extraire les propriétés médicamen-
teuses.

Ingestion. Introduction des aliments dans la bouche et
l'estomac.

Injection. Action d'introduire à l'aide d'une seringue un
liquide médicamenteux dans une cavité na-
turelle ou accidentelle du corps.

Inopinément. Tout d'un coup, sans être attendu.

Intensité. Haut degré de force, de puissance : intensité
de la chaleur.

Intermittent. Qui cesse et reprend par intervalles plus ou
moins réguliers.

Intestin. Canal alimentaire s'étendant depuis l'estomac
jusqu'à l'anus.

Invétérer (S'). Persister et vieillir dans un même endroit.

Iodure. Composé chimique. Combinaison de l'iode
avec un autre corps, se rencontre en pharmacie.

L

Laineux. De l'apparence et de la nature de la laine.

Laiteux. Qui a du rapport avec le lait.

Lamineux. En forme de petites lances minces.

Lancéolé. En forme de fer de lance.

Lancinante. Douleur causée par les élancements.

Lande. Grande étendue de terre inculte et stérile.

Larmoiement. Pleurs dans les yeux.

Laxatifs. Médicaments qui déterminent la purgation sans irriter: le miel, le tamarin, les pruneaux, le bouillon de veau, le raisin.

Lésion. Dérangement des fonctions du corps ou d'une de ses parties à la suite d'un choc intérieur ou extérieur.

Ligature. Lien avec lequel on serre les veines pour arrêter le sang.

Ligneux. De la nature du bois.

Limonade. Boisson composée avec de l'eau, du sucre et du jus de citron.

Linéaire. Allongé et également étroit dans toute la longueur.

Liseré. Ruban fort étroit.

Lisse. Uni et poli.

Livide. Teinte plombée tirant sur le noir.

Lotion. Liquide dont on se sert pour laver une partie malade; opération par laquelle on lave la partie affectée.

M

Macération. Opération qui consiste à faire dissoudre dans un liquide froid, le corps dont on veut obtenir la substance médicamenteuse.

Manuluve. Bain chaud dans lequel on plonge les mains.

Marécage. Etendue de terrain humide et bourbeux.

Marécageux. Qui se rapporte aux marécages.

Médicamenteux Qui a la vertu d'un médicament.

Membrane. Espèce de toile souple, mince, blanche, grise ou rougeâtre qui participe aux fonctions des organes dans les animaux et les végétaux.

Membraneux. De même nature que les membranes.

Miasmes. Exhalaisons fétides des matières en décomposition.

Molle. Qui cède à la pression, se dit de certaines
feuilles : feuilles molles.

Moustiques. Insectes qui ont un suçoir avec trompe aiguil-
lonnée pour se gorger de sang.

Mucilage. Substance végétale, visqueuse, qui épaissit
l'eau en se dissolvant.

Mucilagineux. Qui est de la nature du mucilage.

N

Narcotique. Substance qui a la propriété d'assoupir.

Nauséabond. Qui cause des nausées.

Nausées. Envie de vomir.

Nervures. Squelette végétal de la feuille, marquant ses
divisions.

Névroses. Maladies qui ont leur siège dans le système
nerveux.

O

Oblong. Plus long que large.

Obstruction. Embarras dans les vaisseaux ou les organes.

Odontalgique. Qui a rapport au mal de dents.

Œsophage. Canal qui conduit les aliments de la bouche
à l'estomac.

Ombelle. Réunion de rameaux ou de fleurons qui, de
l'extrémité d'une tige ou d'un rameau,
s'élèvent en forme de parasol.

Ondulé.	Qui présente des ondulations, une feuille ondulée sur ses bords.
Onguent.	Médicament de la consistance de la graisse pour la guérison de certains ulcères.
Opiacé.	Qui contient de l'opium.
Opposée.	Se dit ordinairement de deux fleurs ou de deux feuilles situées sur un même point horizontal vis-à-vis l'une de l'autre.
Orbite.	Cavité dans laquelle l'œil est placé.
Oreillettes.	Deux cavités, l'une à droite et l'autre à gauche, par analogie aux oreillettes du cœur, aux tiges, à certaines feuilles.
Organe.	Partie du corps remplissant une fonction utile à la vie.
Orteils.	Les doigts de pied.
Ovale.	Rond et oblong comme un œuf.

P

Paillettes.	Petites écailles ou lames qui séparent les fleurons entre eux dans les fleurs qu'ils forment par leur assemblage.
Papule.	Petite élevure de la peau, ne contenant ni jus ni sérosité.
Pectoral.	Qui a rapport à la poitrine.
Pédoncule.	Support de la fleur.
Pelouse.	Terrain couvert d'une herbe courte et épaisse, formant comme un vrai tapis de verdure.
Perchlorure de fer.	Composé chimique de fer et de chlore qui se vend dans les pharmacies, et s'emploie pour arrêter le sang.
Persistant.	Qui dure au-delà du temps accoutumé.

Pétiole.	Réunion de fibres qui, avant de s'épanouir en nervures de la feuille, lui sert de support.
Phase.	Changement successif ou période.
Phénomène.	Tout effet naturel qui peut se remarquer.
Phlegmoneux.	De la nature du phlegmon.
Plane.	Plat et uni, se dit d'une feuille en botanique, feuille plane.
Poisseux.	Mot vulgaire usité seulement dans la conversation familière pour désigner quelque chose de gluant.
Ponctué.	Marqué de points.
Pouls.	Sensation de soulèvement que le doigt éprouve lorsqu'il s'appuie sur un artère.
Pourpré.	De couleur de pourpre.
Prostration.	Abattement.
Prurigineux.	Qui cause de la démangeaison.
Prurit.	Démangeaison.
Pubescent.	Garni de poils fins.
Pulpe.	Substance charnue des fruits et des légumes.
Pupille.	Ouverture de la membrane de l'œil par laquelle passent les rayons lumineux.
Purgatifs.	Médicaments qui déterminent l'évacuation des intestins; on compte parmi les principaux : l'aloès, la rhubarbe, l'huile de ricin, le séné, les pruneaux, etc.; soit comme purgatifs doux ou laxatifs : les mêmes à petites doses, plus l'huile de ricin, les pruneaux, etc.
Purgation.	Evacuation procurée par un purgatif.
Puriforme.	Qui ressemble à du pus. Crachats puriformes.
Purpurin.	Approchant de la couleur de pourpre, une fleur purpurine.

Pustule. Petite tumeur qui suppure au sommet.

Pyramidal. En forme de pyramide.

Pyramide. Solide présentant un triangle sur quatre côtés, un angle très aigu au sommet et un carré à la base.

Q

Quadrangulaire. Qui a quatre angles.

R

Radical. Qui vient sur la racine. Feuille radicale.

Radié. Disposé en rayons.

Raide. Qui manque de souplesse : une tige raide.

Rameaux. Divisions d'une branche de végétal.

Rameux. Qui a des rameaux.

Ramification. Divisions d'une tige en plusieurs rameaux.

Ramifié. Subdivisé en rameaux.

Rampant. Qui rampe.

Réceptacle. Sommet évasé du pédoncule supportant une ou plusieurs fleurs.

Rectum. Partie inférieure du tube digestif se terminant à l'anus.

Régime. Usage raisonné et mesuré des aliments et des choses essentielles à la vie.

Résineux. Qui contient de la résine.

Résolutifs. Médicaments qui déterminent la résolution des inflammations.

Résolution. Guérison des inflammations par un retour de la partie atteinte à son état naturel, peu à peu et sans suppuration.

Révulsifs.   Moyens pour détourner une humeur vers une partie plus ou moins éloignée.

Robuste.   Fort et vigoureux.

Rosette.   Assemblage de fleurs ou de feuilles disposées en cercle.

Rubéfiant.   Qui produit la rougeur.

Rugueux.   Couvert de rides dures et raboteuses.

S

Sarmenteux.   Végétal dont la tige est semblable au sarment.

Scorpion.   Insecte venimeux dont la queue est terminée en crochet.

Sédatif.   Adoucissant et calmant.

Séreux.   Chargé de sérosité.

Sérosité.   Humeur limpide secrétée par les membranes et qui est légèrement nuancée d'une couleur jaune citron. C'est le liquide qui s'échappe des cloches du vésicatoire.

Sillonné.   Marqué de rainures en forme de sillons.

Sinapismes.   Cataplasme rubéfiant préparé avec de la farine de moutarde.

Sommités.   Extrémités de tiges fleuries.

Soubresaut.   Tressaillement subit.

Sous-Arbrisseau.   Végétal ligneux à la base, mais très peu élevé.

Sous-Cutané.   Placé au-dessous de la peau.

Soyeux.   Qui ressemble à de la soie.

Spasme.   Contraction convulsive des muscles ou des nerfs.

Sphérique.   En forme de sphère ou globe.

Spontanément. De soi-même, sans provocation.

Squammeux. Ressemblant à des écailles.

Stérile. Qui ne produit pas.

Stimulants. Excitants.

Stomachique. Médicament favorable à l'estomac.

Stupeur. Abasourdissement et immobilité causées par un véritable effroi.

Succulent. Qui a beaucoup de suc.

Sudorifique. Médicament qui détermine la sueur.

Suffocation. Etouffement.

Suintement. Action de suinter.

Suinter. Se dit d'une liqueur ou humeur qui s'écoule presque imperceptiblement.

Suppuration. Ecoulement du pus.

Symptômes. Signes et indices d'une maladie.

T

Tampon. Bouchon de charpie.

Taon. Grosse mouche à aiguillon.

Tendons. Fibres qui terminent les muscles et les attachent aux os.

Terminal. Qui occupe le sommet d'une tige.

Tête florale. Fleurs serrées et terminées en boule.

Thorax. Cavité de la poitrine qui renferme les poumons et le cœur.

Tige. Partie du végétal qui sort de la terre et supporte les branches et les feuilles.

Tisane. Boisson faite avec des plantes médicinales infusées ou bouillies.

Tissu. Entrelacement des fibres dans les organes du corps.

Toniques. Remèdes qui donnent du ton, de l'activité aux organes.

Topiques. Remède qu'on applique sur le mal : onguents, cataplasmes, etc.

Tortueux. Contourné plusieurs fois.

Touffe. Assemblage d'objets fort rapprochés, herbe, feuilles, fleurs, arbres.

Tourbe. Matière brune ou noirâtre, spongieuse et facile à brûler, que l'on rencontre dans certains terrains humides.

Tourbeux. Qui contient de la tourbe.

Triangulaire. Qui a trois angles.

Tronc. Tige ligneuse des arbres.

Tronqué. Dont on a retranché une partie.

Tube. Tuyau creux ordinairement cylindrique.

Tubercule. Excroissance végétale ordinairement placée à la racine de certaines plantes: comme le dahlia, les pommes de terre.

Tuméfaction. Enflure.

Tumeur. Grosseur développée sur une partie du corps par maladie ou par accident.

Tunique. Sorte de membrane qui enveloppe comme d'un vêtement certains végétaux: les tuniques de l'ognon.

U

Ulcération. Formation d'un ulcère.

Ulcère. Altération des tissus brûlés par les humeurs.

V

Veiné.	Qui a des veines.
Velouté.	Semblable au velours.
Velu.	Couvert de poils.
Vénéneux.	Contenant du poison. Se dit des végétaux.
Vermifuge.	Propre à expulser les vers.
Verrue.	Excroissance de chair sur la peau, principalement aux mains.
Vertige.	Tournoiement de tête.
Vésicatoire.	Emplâtre pour faire venir des ampoules sur la peau.
Viscéral.	Qui a rapport aux viscères.
Viscères.	Organes essentiels à la vie, renfermés dans le corps.
Visqueux.	Gluant.
Voie aérienne.	Conduits et vaisseaux qui portent l'air aux poumons.
Vomitifs.	Remèdes pour faire vomir.
Vrille.	Rejets tortillés de certains végétaux, avec lesquels ils s'attachent aux corps voisins : comme les vrilles de la vigne, des pois, etc.

TABLE GÉNÉRALE

PREMIÈRE PARTIE

SECONDE PARTIE

CLASSÉE PAR ORDRE ALPHABÉTIQUE DES FAMILLES

TABLE ALPHABÉTIQUE DES MALADIES

DONT IL EST QUESTION DANS L'OUVRAGE

TABLE ALPHABÉTIQUE DES PLANTES

EMPLOYÉES EN MÉDECINE, INDIQUÉES DANS CE LIVRE

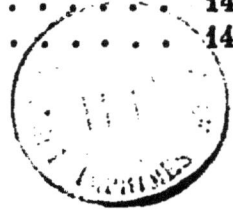

5407. — Nantes, imp. de l'Ouest, Bloch, Le Gall et Mérat.

NANTES. — IMP. BLOCH, LE GARS ET MÉNARD

www.ingramcontent.com/pod-product-compliance
Lightning Source LLC
Chambersburg PA
CBHW072345200326
41519CB00015B/3671